AF532616

Positive Psychotherapie bei Erschöpfungsdepression und Burn-out

Positive Psychotherapie bei Erschöpfungsdepression und Burn-out

Thomas Russmann

Thomas Russmann

Positive Psychotherapie bei Erschöpfungsdepression und Burn-out

Handbuch für die klinische Praxis

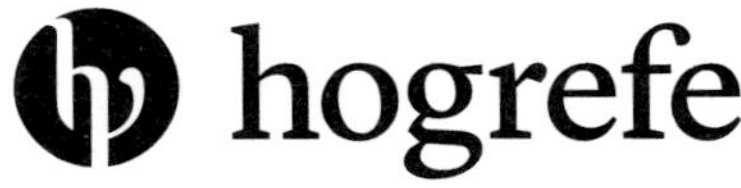

Für Reto und Maurus

Dr. med. Thomas Russmann
Spital Wallis
Spitalzentrum Oberwallis (SZO)
Überlandstrasse 14
3900 Brig
Schweiz
thomas.russmann@hopitalvs.ch

Geschützte Warennamen (Warenzeichen) werden nicht besonders kenntlich gemacht. Aus dem Fehlen eines solchen Hinweises kann also nicht geschlossen werden, dass es sich um einen freien Warennamen handelt.

Bibliografische Information der Deutschen Nationalbibliothek
Die Deutsche Nationalbibliothek verzeichnet diese Publikation in der Deutschen Nationalbibliografie; detaillierte bibliografische Daten sind im Internet über http://www.dnb.de abrufbar.

Dieses Werk einschließlich aller seiner Teile ist urheberrechtlich geschützt. Jede Verwertung außerhalb der engen Grenzen des Urheberrechtes ist ohne Zustimmung des Verlages unzulässig und strafbar. Das gilt insbesondere für Kopien und Vervielfältigungen zu Lehr- und Unterrichtszwecken, Übersetzungen, Mikroverfilmungen sowie die Einspeicherung und Verarbeitung in elektronischen Systemen.

Anregungen und Zuschriften bitte an:
Hogrefe AG
Lektorat Psychologie
Länggass-Strasse 76
3012 Bern
Schweiz
Tel. +41 31 300 45 00
info@hogrefe.ch
www.hogrefe.ch

Lektorat: Dr. Susanne Lauri
Bearbeitung: Barbara Buchter, Freiburg
Herstellung: Daniel Berger
Umschlagabbildung: Therese Bleuer, Interlaken
Umschlag: Claude Borer, Riehen
Satz: punktgenau GmbH, Bühl
Druck und buchbinderische Verarbeitung: Hubert & Co., Göttingen
Printed in Germany

1. Auflage 2020
© 2020 Hogrefe Verlag, Bern
(E-Book-ISBN_PDF 978-3-456-95996-2)
(E-Book-ISBN_EPUB 978-3-456-75996-8)
ISBN 978-3-456-85996-5
http://doi.org/10.1024/85996-000

Inhaltsverzeichnis

Zweiter Teil
Das sinnbestimmte Leben: Perspektiven, Methoden und Interventionen

Geleitwort

Unter dem Schlagwort „Positive Psychologie“ werden jene Ansätze in der Psychologie und verwandten Disziplinen zusammengefasst, die sich zum Ziel gesetzt haben, das entstandene Ungleichgewicht in der wissenschaftlichen Forschung und Praxis zu korrigieren. Während des größten Teils des 20. Jahrhunderts widmeten sich die Psychologie wie auch die Psychiatrie vornehmlich der Linderung von Leiden. Dadurch wurden wesentliche Beiträge zum Verständnis von psychischer Krankheit und zu deren Therapie geleistet. Im Gegensatz dazu war das Verständnis von psychischer Gesundheit, das heißt, wie ein gelingendes, „gutes Leben“ sein könnte sowie wie man dieses erreichen könnte, kaum von wissenschaftlichem Interesse. Mit dem Aufkommen der Positiven Psychologie um die Jahrtausendwende wurde der Auftakt geschaffen, um diese Entwicklung zu korrigieren und das „gute Leben“ und die Schaffung von Wohlbefinden ebenso mittels wissenschaftlicher, empirischer Methoden zu erforschen. In den 20 Jahren seit deren Beginn – einer relativ kurzen Zeitspanne in der Welt der Wissenschaft – wurden nebst unzähligen wissenschaftlichen Arbeiten bereits zahlreiche wichtige Meilensteine geschaffen, darunter die VIA-Klassifikation von Charakterstärken und Tugenden, welche als Gegenstück zum DSM oder der ICD-10-Klassifikation positive Eigenschaften beschreibt, die zu einem „guten Leben“ beitragen sollen. Ebenso wurden ein differenzierteres Konzept des Wohlbefindens entwickelt sowie mittlerweile sehr gut validierte Strategien, um dieses zu fördern.

Diese Ideen sind schließlich auch wieder in die klinische Anwendung zurückgeflossen, wodurch die Positive Psychotherapie begründet wurde, die darauf abzielt, die Stärken und Ressourcen der Patienten und Patientinnen zu erkennen, zu fördern und zur Behebung der Erkrankung nutzbar zu machen – ohne dabei das Leiden in Abrede zu stellen. Während erste Beschreibungen dieser Therapieform bereits 2006 entstanden, nahmen das Interesse und die Anwendung in den letzten Jahren zu und 2018 wurde das erste klinische Manual sowie ein angepasstes

Programm für spezifische Störungsbilder wie Psychosen publiziert. Bisher wurde die Positive Psychotherapie für eine Vielzahl von Störungen eingesetzt, darunter Depressionen, Angststörungen, psychotische Störungen und Borderline-Störungen, und erste klinische Studien zu deren Wirksamkeit sind ermutigend, wenn sie auch noch kein abschließendes Urteil erlauben.

Während die Positive Psychologie im englischsprachigen Raum sehr schnell Fuß fasste und bereits seit einiger Zeit einen festen Platz nebst den bereits länger etablierten Disziplinen einnimmt, dauerte es in den deutschsprachigen Ländern etwas länger. Im Jahre 2014 wurde die Schweizer Gesellschaft für Positive Psychologie (SWIPPA) gegründet und im selben Jahr der erste universitäre Studiengang in Positiver Psychologie angeboten, das Certificate of Advanced Studies (CAS) in Positiver Psychologie an der Universität Zürich. Seither wird dieser jährlich durchgeführt und erfreut sich zunehmend auch internationaler Beliebtheit. Herr Dr. Thomas Russmann gehörte zu den ersten Absolventen des Kurses und widmete sich bereits in seiner Abschlussarbeit dem Thema „Positive Psychotherapie bei Erschöpfungsdepression und Burn-out“. Nach Abschluss des Studiengangs verfolgte er das äußerst ambitionierte Projekt, das Thema sowohl aus praktisch-therapeutischer als auch philosophischer und neuropsychiatrischer Sicht anzugehen, was in dem vorliegenden Buch resultierte.

Das Buch liefert einen äußerst lesenswerten Überblick über die Thematik, der das Kunstwerk vollbringt, sich einerseits mit einem sehr großen Themenbereich auf wissenschaftlicher Basis auseinanderzusetzen und andererseits dies auf eine äußerst interessante und leicht zu lesende Art zu tun vermag. Das Buch gibt eine hervorragende Einführung in die Positive Psychologie und Psychotherapie und bietet sowohl für fachkundige wie auch für fachfremde Leserinnen und Leser eine faszinierende Lektüre. Nebst detaillierten Beschreibungen, die bis hin zur neurobiologischen Basis der Phänomene reichen, vermag das Buch den Geist und die Grundideen der Positiven Psychologie sehr gut zu vermitteln. Schließlich ist der Beitrag des Buches insbesondere hervorzuheben, als bisher kaum Bücher in deutscher Sprache vorliegen, die von fachkundigen Autoren und Autorinnen verfasst wurden. In diesem Sinne erfüllt es mich mit großer Freude – und auch einem gewissen Stolz –, dass eine Projektarbeit, die in unserem CAS-Studiengang zur Positiven Psychologie entstanden ist, zu einem so gelungenen Resultat weiterentwickelt werden konnte.

Prof. Dr. Willibald Ruch
Fachrichtungsleiter Persönlichkeitspsychologie und Diagnostik
Universität Zürich

Vorwort

Depression zählt in der entwickelten Welt zu den größten Ursachen für Krankheit und verlorene Produktivität – eine Erkrankung, die bei US-Amerikanern zwischen 15 und 45 Jahren häufiger auftritt als jede andere Krankheit. Stress ist einer der wichtigsten Mechanismen, die zur Entstehung einer Depression beitragen. Zwei Drittel der Ursachen für die Pathogenese der Major Depression liegen in den Umgebungsfaktoren, wobei Stress an erster Stelle steht. Entsprechend finden sich für den tätigen Psychiater und Psychotherapeuten viele Patienten mit Erschöpfungsdepression und Burn-out, die eine kompetente, wirksame Behandlung benötigen. Die stationäre Behandlung dauert in der Regel ca. vier bis acht Wochen. In dieser kurzen Zeitspanne sollen die Patienten Unterstützung erhalten, um von ihrer seelischen und körperlichen Erschöpfung zu genesen. Es stellt sich daher die Frage, wie eine möglichst heilsame Therapie aussehen könnte.

Die Empfehlungen des Schweizer Expertennetzwerks Burnout 2016 fordern für die Betroffenen eine Therapie, die zu Achtsamkeit und zur Auseinandersetzung mit für die persönliche Identität wichtigen ethischen Werten anleitet. Durch die Behandlung soll ein neuer Zugang zu nicht leistungsorientierten Zielen und eine sinnerfüllte Lebensweise wiedererlangt werden. Jedoch bieten die etablierten Psychotherapien hierzu keine Konzepte an. Es ist das große Verdienst der Positiven Psychologie, philosophische Weisheiten aus ihrem verstaubten Elfenbeinturm befreit und für die Behandlung von Burn-out-Patienten zur Verfügung gestellt zu haben – in einer so nonchalanten Art und Weise, wie es wohl nur Nichtphilosophen gelingen konnte. Positive Psychologie erscheint als die praktisch anwendbare Philosophie des 21. Jahrhunderts.

Nach dem Behandlungskonzept der Positiven Psychotherapie, welches von Tayyab Rashid und Martin Seligman bereits 2006 konzipiert wurde, wird mit den Patienten über ihre Grundbedürfnisse und Stärken, über Dankbarkeit, Vergebung, Hoffnung, Achtsamkeit und den Sinn des Lebens reflektiert. Dafür gibt es in englischer Sprache einige Therapiemanuale mit Übungen, u.a. erschien im September 2018 „Positive Psychotherapy – Clinician Manual“ von Tayyab Rashid und Martin Seligman.

Ausgesprochen nützlich wäre zu dieser Thematik darüber hinaus eine übersichtliche, tiefer gehende Synthese der psychotherapeutischen, philosophischen und neuropsychiatrischen Grundlagen. Aufbauend auf einem klaren Verständnis der Positiven Psychologie kann der erfahrene Therapeut die engen Pfade des „Clinician Manual“ verlassen, um die Interventionen in das eigene Vorgehen zu integrieren. Außerdem ist die besondere Bedeutung der Positiven Psychotherapie für die Behandlung von Burn-out-Patienten bisher kaum bekannt. Die vorliegende Darstellung versucht nun, diese bestehende Lücke zu schließen. Wie Puzzleteile sind diverse Informationen eingeflossen, die sich in der klinischen Praxis immer wieder als relevant erwiesen haben und für die ein kompaktes Kompendium in dieser Form bisher nicht existierte.

Während in den meisten medizinischen Disziplinen die anatomischen und physiologischen Grundlagen seit langer Zeit bekannt sind, hinkt die Psychiatrie diesbezüglich mindestens hundert Jahre hinterher und ist gerade deshalb eines der spannendsten Fachgebiete. Kontinuierlich treten neue grundlegende Erkenntnisse zutage, die Grundlagen von Denken, Fühlen und Handeln und die entsprechenden psychischen Störungen werden intensiv erforscht. Das menschliche Gehirn gilt als die komplexeste bekannte Struktur, als die letzte Terra incognita. Wir befinden uns in einem Zeitalter der Entdecker. Nun gilt es, mit einer integrativen Sichtweise zwischen Neurowissenschaften, Positiver Psychologie und Psychiatrie Brücken zu bauen, damit die neuen Erkenntnisse in der klinischen Praxis zur Anwendung kommen.

Danksagung

Mein großer Dank geht an alle, die mich zu diesem Projekt motiviert haben: die Dozenten und Mitstudenten des Certificate of Advanced Studies in Positiver Psychologie an der Universität Zürich, insbesondere Willibald Ruch, Sara Wellenzohn, Fabian Gander, Lisa Wagner und Irina Schumacher; sowie Heinz Böker, Supervisor der Clinica Holistica Engiadina. Für die wertvollen interdisziplinären Diskussionen danke ich Therese Bleuer, Therapeutin für Biodynamische Craniosacral-Therapie, und Alice Kühne, Sporttherapeutin. Die guten Zeiten im Langlab verdanke ich Andreas Keil, Markus Junghöfer, Maurizio Codispoti, William Perlstein, Margaret Bradley, Peter Lang, Thomas Elbert, Niels Birbaumer, Lüder Deecke und Kenneth Heilman. Dankbar bin ich auch für die Inspiration und Förderung durch meine früheren Hochschullehrer bzw. Kollegen: Norbert Bischof, Thomas Mergner, Mathias Berger, Jörg Michael Herrmann, Hans-Heinz Schrömbgens, Martin Isler, Heinz Gregor Wieser, Lutz Jäncke, Oswald Oelz, Viktor Meyer, Magdalena Maria Berkhoff, Joachim Leupold, Robert Maier, Barbara Hochstrasser, Frank Padberg, Michael Soyka, Peter Gabriel, Eva Birrer, Christian Besimo, Aba Delsignore, Michael Pfaff, Felix Walter, Robert Brooks und Giovanni Fava. Außerdem gilt mein Dank Anna-Lea Guarisco und Lara Rubin für ihren wertvollen grafischen Support sowie Susanne Lauri vom Hogrefe Verlag und Barbara Buchter für ihre umsichtige Unterstützung beim Lektorat.

Erster Teil
Grundlagen: Konzepte, Zusammenhänge und Überlegungen

1 Arbeit

„Frag dich nicht, was die Welt braucht, sondern was dich lebendig macht. Und dann tue genau das. Denn was die Welt braucht, sind Menschen, die lebendig sind."

Harold Thurman Whitman[1]

„Ich fällte in der Nähe eine kräftige Eiche für den Kiel und ein Farmer namens Howard schleppte diese zusammen mit ausreichend Holz für die Spanten des neuen Schiffs für etwas Geld zum Bauplatz. Ich errichtete einen Dampfkasten und einen Behälter für einen Kessel. Das Holz für die Spanten aus geraden Schösslingen wurde zugerichtet, gedämpft, bis es elastisch war, und schließlich über einem Baumstamm gebogen und dort fixiert. Jeden Tag ging es sichtbar vorwärts und die Nachbarn leisteten mir bei der Arbeit Gesellschaft. Es war ein großer Tag auf der Werft der Spray, als ihr neuer Steven aufgerichtet und am neuen Kiel befestigt wurde. Walfangkapitäne kamen von weither, um sie in Augenschein zu nehmen. Unisono gaben sie ihr die Note 1A und erachteten sie als vollkommen tauglich zum Eisbrechen. Der älteste Kapitän schüttelte ergriffen meine Hände, als die Bugbänder gesetzt wurden. Seiner Ansicht nach gäbe es keinen Grund, warum die Spray nicht vor der Küste von Grönland mit einem Wal längsseits der See trotzen solle.

Das Stevenstück bestand aus dem Stumpf einer prächtigen Solitäreiche. Es sprengte später auf den Kokosinseln ein Korallenriff entzwei, ohne den geringsten Schaden zu nehmen. Ein besseres Holz für den Schiffsbau als Weißeiche gibt es nicht. Die Bugbänder sowie alle Spanten bestanden aus diesem Holz. Sie wurden gedämpft und in die erforderliche Form gebogen. Es war bereits März, als ich richtig mit der Arbeit beginnen konnte, und es war kalt. Noch immer gab es reichlich Ratschläge von sachkundigen Experten. Wenn ein Walfangkapitän in Sicht kam, ruhte ich mich auf meinem Beil aus und plauderte ein wenig mit ihm. Die Jahres-

1 Ben-Shahar, 2007, S. 189.

zeiten vergingen während meiner Arbeit wie im Flug. Kaum waren die Spanten der Slup errichtet, als auch schon die Apfelbäume blühten. Dann kamen auch bald die Gänseblümchen und die Kirschen ...“ (Slocum, 2014, S. 19–20).

So beginnt die Beschreibung der Weltumseglung von Kapitän Joshua Slocum, der von 1895 bis 1898 als erster Mensch allein um die Welt segelte. Für dieses Vorhaben restaurierte er zunächst ein Jahr lang ein altes Austernfischerboot mit Baujahr 1801. Joshua Slocum arbeitete draußen, im natürlichen Tageslicht, die Arbeit erfolgte kreativ und selbstbestimmt, ohne Zeitdruck, ohne Stempeluhr und mit Wertschätzung von anderen Menschen. Hinter der Arbeit stand ein größeres Ziel, die erste Ein-Hand-Weltumsegelung. Welch ein Gegensatz zum Neonlicht-Großraumbüro, wo lediglich die PC-Maus bewegt wird.

Die Arbeitswelt hat sich noch nie so schnell verändert wie in den letzten einhundertfünfzig Jahren. J. R. R. Tolkien, geboren 1892, lebte gerade in dieser Zeit – als Joshua Slocum um die Welt segelte – als kleiner Junge in Sarehole, einem Vorort von Birmingham, der von der Industrialisierung noch unberührt geblieben war. Diese ländliche Idylle wurde später zur literarischen Vorlage für das Auenland in seinem Hauptwerk „Der Herr der Ringe“. Handwerkliche Berufe und Tätigkeiten aus dieser Zeit, der Wende zum 20. Jahrhundert, sind heute mehr oder weniger ausgestorben: Holzschiffbauer, Segelmacher, Büchsenmacher, Falkner, Landkartenmaler, Papiermacher, Brillenmacher, Pfeifenmacher, Glasmacher, Hutmacher, Perlenstickerinnen, Spitzenklöpplerinnen, Korbflechter, Graveure, Zinngießer, Schriftgießer, Kupferschmiede, Hufschmiede, Bäcker, Ölmüller, Weber, Spielzeugmacher, Steinmetze, Drechsler, Fassbinder, Wagner, Kutscher, Postillione, Flößer, Säumer, Schäfer etc. (vgl. Palla, 2014).

In den hoch gelegenen Bergtälern der Alpen, die von der industriellen Revolution verschont blieben, existieren heute noch Gemeinschaften, die in ihren Tätigkeiten so weit aufgehen, dass sie kaum zwischen Arbeit und Freizeit unterscheiden. Als ein Team italienischer Psychologen unter Fausto Massimini und Antonella delle Fave die Einwohner aus dem Dörfchen Pont Trentaz im Aostatal nach ihrem Tagesablauf befragten, nannten diese Kühe melken, die Wiesen unterhalb des Gletschers mähen, Wolle kämmen und abends den Enkeln Geschichten erzählen oder Akkordeon spielen. Was ihr Leben kennzeichnete, war: draußen sein, mit den Leuten reden, bei den Tieren sein, in der Planung des Tagesablaufs frei sein. Als sie gefragt wurden, was sie tun würden, wenn sie genügend Zeit und Geld hätten, um nicht mehr arbeiten zu müssen, wiederholten sie die gleiche Liste an Aktivitäten (Csikszentmihalyi, 2008, S. 192–195).

Die Vergangenheit soll hier nicht verklärt werden; wer möchte heute noch wie vor hundert Jahren zum Zahnarzt oder in ein psychiatrisches Krankenhaus gehen?

Aber Depression ist eine Epidemie der modernen Welt und die Ursachen sind zahlreich. In der Arbeitswelt verzeichnen wir seit Jahren eine Verdichtung der Arbeit, eine massive Zunahme von Leistungs- und Zeitdruck sowie zunehmende Arbeitsplatzunsicherheit. 40 Prozent der Deutschen fühlen sich „abgearbeitet", mehr als ein Drittel „kann nicht abschalten" oder fühlt sich „ausgebrannt" (Bauer, 2015, S. 76). Die Zahlen in der Schweiz sind ähnlich: In einer Umfrage im Jahr 2018 rangierten Überlastung und Stress bei den Faktoren für emotionale Belastungen an erster Stelle. 42 Prozent gaben an, sie hätten in den letzten zwölf Monaten unter diesen Phänomenen gelitten, der Hauptgrund war Druck am Arbeitsplatz (Hehli, 2018). Insbesondere haben die Beschleunigung und Kontrolle von Arbeitsabläufen und der dadurch verursachte Stress in einem solchen Ausmaß zugenommen, dass wir mit unserer biologischen Ausstattung immer schlechter in die selbst erschaffene Arbeitswelt hineinpassen. Die Welt ist im Wandel und vieles ist verloren gegangen. Die Wahrscheinlichkeit, dass jemand heute eine Episode klinischer Depression durchlebt, ist zehnmal so groß wie noch vor einem Jahrhundert (Lyubomirsky, 2008, S. 49).

Selber Hand anzulegen, ist für viele geradezu exotisch geworden, junge Leute bilden sich vorzugsweise in „Wissensarbeit" aus. Die Welt der postindustriellen Arbeit ist immateriell. Die heute gängige Arbeit ist zwar vielleicht gut bezahlt, erscheint aber vielen als sinnloser Leerlauf: Die Arbeit von Telefonvertrieb, Social-Media-Strategen, PR-Beratern, Verwaltungsangestellten, Personalverwaltern, Buchhaltern, Börsenhändlern, Bürokraten etc. findet in einer Welt aus Bürotürmen, Flughäfen, Autobahnen, Fitnessstudios und Shopping Malls statt. Neuerdings gibt es Anzeichen für einen Gegentrend, eine Revitalisierung des Manuellen. Tätigkeiten wie Gartenarbeit, Kochen oder an Oldtimern schrauben stehen hoch im Kurs – die Wiederentdeckung von praktischem Wissen und Geschicklichkeit. Das Erfahren von Körperfähigkeiten ermöglicht es zu sehen, was mit eigenen Händen erschaffen wurde: Handwerk als eine Seinsweise gegen die Entsubstanzialisierung unseres Lebens (vgl. Kaeser, 2018). Im Laufe der Evolution wurden unsere Körper und unsere Gehirne dafür geschaffen, reale Dinge mit den Händen zu begreifen und zu spüren und sich durch eine natürliche, überwiegend von Pflanzen und Tieren bewohnte, dreidimensionale Welt zu bewegen. Wenn dies nicht mehr möglich ist, verkümmern wir seelisch und körperlich.

„Die Arbeit kann, indem sie der Energie, der schöpferischen Lust und den Selbstverwirklichungsmöglichkeiten des Menschen ein fast grenzenloses Betätigungsfeld bietet, eine Quelle großen Glücks sein", schreibt Joachim Bauer (Bauer 2013, S. 204). Überdurchschnittlich glücklich und gesund sind Menschen, die kreativ arbeiten. Solche Arbeit wird weniger schnell zur Routine, macht mehr Spaß, und das Lösen von Problemen bietet auch einen Lernerfolg. Unser Gehirn dankt uns die Lösung eines neuen Problems mit Glückshormonen, dazu brauchen wir immer wieder neue Herausforderungen, die erfolgreich gemeistert werden (vgl. Förstl, 2009, S. 61). Doch bei sinnentleerten Arbeitsschritten, bei unmenschlichen Arbeitsverhältnissen oder bei verinnerlichtem Arbeitsübereifer setzt der Körper irgendwann Grenzen: mit einem Burn-out-Syndrom, einer Depression oder einer Herzerkrankung. Jenseits der Arbeit sollte es Muße geben: Spiel, Musik, Bewegung, Träumen und das Zusammensein mit anderen Menschen (vgl. Bauer, 2013, S. 201–205).

Literatur

Bauer, J. (2013). *Arbeit – Warum unser Glück von ihr abhängt und wie sie uns krank macht*. München: Blessing.

Bauer, J. (2015). *Selbststeuerung – Die Wiederentdeckung des freien Willens*. München: Blessing.

Ben-Shahar, T. (2007). *Glücklicher – Lebensfreude, Vergnügen und Sinn finden*. München: Riemann.

Csikszentmihalyi, M. (2008). *Flow – Das Geheimnis des Glücks*. Stuttgart: Klett-Cotta.

Förstl, H. & Braunmiller, H. (2009). *Glück, was ist das?*. Freiburg im Breisgau: Herder.

Hehli, S. (2018, 10. Oktober). Nur wenige Schweizer kommen ohne seelische Krise durchs Leben. *Neue Zürcher Zeitung, online.*

Kaeser, E. (2018, 13. Juni). Eine machbare Utopie – die Neuentdeckung des Handwerks. *Neue Zürcher Zeitung, online.*

Lyubomirsky, S. (2008). *Glücklich sein – Warum Sie es in der Hand haben, zufrieden zu leben*. Frankfurt am Main: Campus.

Palla, R. (2014). *Verschwundene Arbeit – Das Buch der untergegangenen Berufe*. Wien: Brandstätter.

Slocum, J. (2014). *Allein um die Welt segeln*. München: Aequator.

2
Erschöpfungsdepression und Burn-out

„Kannst du kein krankes Hirn behandeln,
Vom Gedächtnis roden, was an Leid dort wurzelt,
Die ins Gemüt gebrannten Qualen löschen
Mit Gegengift, das sie vergessen macht,
Ihr die gepresste Brust befrein vom Druck,
Der ihr das Herz zerquetscht?“
William Shakespare, Macbeth, fünfter Akt, dritte Szene[2]

2.1
Ursachen und Symptome

Die meisten Menschen folgen einer Überzeugung, die in unserer Gesellschaft weit verbreitet ist: Wenn du hart arbeitest, dann wirst du erfolgreich sein, und wenn du dann erfolgreich bist, dann wirst du glücklich sein. Zuerst Erfolg, dann als Zweites Glück. Das einzige Problem ist, dass diese Formel nicht funktioniert. Wenn Erfolg Glück bewirkt, dann müsste jeder, der jemals irgendein Ziel erreicht hat, glücklich sein. Aber mit jedem Sieg befindet sich das Glück immer wieder erneut hinter dem Horizont. Die Forschung in den Bereichen Positive Psychologie und Neurowissenschaften zeigt, dass die Beziehung zwischen Erfolg und Glück anders herum funktioniert. Glück ist der Wegbereiter für Erfolg, nicht lediglich das Ergebnis. Glück und Optimismus geben die Energie, um Dinge zu erreichen (vgl. Achor, 2010, S. 3–4).

Wenn wir glücklicher sind, erfahren wir nicht nur mehr Freude, Zufriedenheit und Lebendigkeit, wir verbessern auch andere Aspekte unseres Lebens, wie unser Engagement am Arbeitsplatz, unser Verhältnis zu anderen Menschen sowie unsere körperliche und geistige Gesundheit (Lyubomirsky, 2008, S. 36). Umso fataler

2 Shakespeare, 2001, S. 173–175.

sind daher die Folgen von Depression und Burn-out, ein Zustand, in dem sozusagen nichts mehr geht, in dem der Brennstoff fehlt. Infolge der zahlreichen neurobiologischen Veränderungen werden bei der Erschöpfungsdepression Denken, Fühlen und Handeln zunehmend blockiert.

Nach Definition ist Burn-out als eine Stressbelastungsstörung zu verstehen, die einen unspezifischen Risikozustand darstellt. Bei einer Chronifizierung der Stressbelastung oder bei mangelnder Erholung sowie bei einer entsprechenden Prädisposition können daraus sowohl psychiatrische (z.B. Depression, Schlafstörungen, Angststörungen, Sucht) als auch somatische Folgeerkrankungen (z.B. metabolisches Syndrom, Diabetes, kardio- und zerebrovaskuläre Erkrankungen, Tinnitus) resultieren (vgl. Hochstrasser, 2016). Anhaltender Stress ist auch belastend für die DNA. Die Enden (Telomere) der DNA-Stränge von Assistenzärzten schrumpfen sechsmal schneller als in der Durchschnittsbevölkerung. Das heißt, dass hart arbeitende Assistenzärzte mit einer durchschnittlichen Arbeitszeit von 64,5 Stunden pro Woche besonders schnell altern (vgl. Ridout, 2019). Genauer gesagt handelt es sich um ein Störungsbild, das aufgrund seiner Definition sowohl hinsichtlich seiner Ursachen als auch hinsichtlich seiner Auswirkungen auf den Arbeitsplatz bezogen ist. Seine drei Hauptkennzeichen sind erstens emotionale Erschöpfung („emotional exhaustion"), zweitens eine negative oder zynische Einstellung gegenüber Vorgesetzten, Kollegen und Kunden („depersonalisation") sowie drittens eine negative Einschätzung des Sinnes und der Qualität der eigenen Arbeit („low personal accomplishment") (vgl. Bauer, 2002, S. 217–218). Im klinischen Alltag geht der Erschöpfungszustand beim Burn-out fast immer einher mit einer Erschöpfungsdepression.

Depressionen in Zusammenhang mit Überlastung am Arbeitsplatz haben in den letzten Jahren immer mehr zugenommen. Viele Experten gehen so weit, Depression als moderne Epidemie zu bezeichnen. Untersuchungen zeigen, dass zu jedem beliebigen Zeitpunkt 12 Prozent aller Frauen und 9 Prozent aller Männer in westlichen Ländern eine leichte, mittelgradige oder schwere depressive Episode durchleben (Lyubomirsky, 2008, S. 49). Diese Entwicklung hat verschiedene Ursachen, sie hängt jedoch insbesondere mit den Veränderungen der heutigen Arbeitswelt zusammen. Genannt sei hier beispielsweise das Verschwinden der Landwirtschaft und vieler Handwerksberufe, was auch einen Verlust von beruflicher Freiheit und Selbstständigkeit bedeutet. Körperliche Arbeit, Bewegung in der Natur und zwischenmenschliche Begegnungen werden im Rahmen der digitalen Revolution systematisch ersetzt durch Personal Computer, Internet, Facebook, Fernsehen, Computerspiele, Smartphone, SMS, WhatsApp, E-Mails, Multitasking etc., sodass inzwischen bereits wieder „Elektronikfasten" gefordert wird, also zumindest zeitweise das Abschalten aller elektronischen Kommunikationsmittel.

Studien zeigen, dass Arbeitnehmer deutlich weniger Stress empfinden, wenn sie ihre Aktivitäten und den Rhythmus des Tages selbst bestimmen können. Andererseits berichten die Höherqualifizierten, zumindest in den Vereinigten Staaten, über größeren Arbeitsstress. Ein höherer Bildungsgrad geht mit einer höheren Bewertung des eigenen Lebens einher, aber nicht mit einem höher erlebten Wohlbefinden (vgl. Kahneman, 2012, S. 488). Risikofaktoren am Arbeitsplatz sind u.a.: hohe Belastung und Eintönigkeit der Arbeit, geringe Anerkennung und fehlender kollegialer Zusammenhalt sowie fehlende positive Rückmeldung vonseiten derjenigen, für die man tätig ist. Hinzu kommen innere Risikofaktoren in Zusammenhang mit individuellen Persönlichkeitsmerkmalen (vgl. Hochstrasser, 2016), für eine Übersicht dieser Faktoren siehe **Tabelle 2-1**.

Bei Depressionen und Burn-out findet sich zudem ein gehäuftes Auftreten im mittleren Lebensalter zwischen 40 und 60 Jahren. In diesem Alter kommt es unausweichlich zur Konfrontation mit dem körperlichen Älterwerden und zu einer veränderten Zeitperspektive mit Bilanzierungsprozessen, mindestens die Hälfte des Lebens ist vorbei. Trennungen oder Scheidungen fallen in diesen Lebensabschnitt und die Verantwortung für Kinder und betagte Eltern nimmt zu („generationelle Sandwich-Situation“). Die berufliche Perspektive zeigt ungeschminkt, was

Tabelle 2-1: Ursachen für Burn-out

Risikofaktoren außen	Risikofaktoren innen
• Chronische Stressbelastung/ mangelnde Erholung • Arbeitsüberlastung • Zeitdruck • Mangelnde Autonomie • Mangelnde Wertschätzung/ Anerkennung • Mangelnder Teamgeist • Mangelnde Fairness • Mangelnde Unterstützung • Physische Arbeitsbedingungen • Arbeitsplatzunsicherheit • Wertekonflikte	• Hohe Verausgabungstendenz, Leistungsorientierung • Mangel an Selbstfürsorge, Selbstausbeutung • Mangel an Selbstwirksamkeitsgefühl • Mangel an Selbsteffizienz • Perfektionismus • Geringe Distanzierungsfähigkeit, aufopfernde Haltung • Hohe Kränkbarkeit, mangelnde Konfliktfähigkeit • Mangel an Selbstvertrauen, ängstlich-unsicherer Bindungsstil • Neurotizismus • Stressexposition während der Schwangerschaft • Mangel an mütterlicher Zuwendung

erreicht wurde und was realistisch betrachtet nicht mehr erreicht werden wird. Jobwechsel werden zunehmend schwieriger oder unmöglich, wodurch Burn-out begünstigt wird, da die Abhängigkeit vom Arbeitgeber zunimmt. Für diese Midlife-Crisis scheint also eine Überforderung in unserer Leistungsgesellschaft verantwortlich zu sein (Perrig-Chiello, 2016). Jedoch zeigen Forschungsergebnisse mit Schimpansen und Orang-Utans den gleichen U-förmigen Zusammenhang zwischen Lebensfreude und Lebensalter. Nicht allein die Sorge um das Einkommen oder der Druck am Arbeitsplatz machen uns fertig, sondern auch unsere Biologie (vgl. Kessler, 2017, S. 338–345).

Das Hauptsymptom bei Burn-out sind Erschöpfung und beeinträchtigte Erholungsfähigkeit. Psychiatrisch zeigen sich neben der Erschöpfungsdepression oft Schlafstörungen und Ängste. Typisch sind auch Stressbelastungssymptome wie Reizsensibilität, Aggressivität, emotionale Labilität und somatische Symptome wie Müdigkeit und Infektanfälligkeit (vgl. Hochstrasser, 2016). Menschen, die kognitiv ausgelastet sind, treffen auch eher egoistische Entscheidungen, verwenden sexistische Ausdrücke und fällen in sozialen Situationen oberflächliche Urteile (vgl. Kahneman, 2012, S. 57). Gemäß der Internationalen Klassifikation der Krankheiten ICD-10 erfordert die Diagnosestellung einer Depression das Auftreten von mindestens zwei der folgenden drei Hauptsymptome: depressive Stimmung, Interessenverlust und Energielosigkeit/Erschöpfung.

Die möglichen Symptome der Erschöpfungsdepression sind sehr vielfältig: Neben dem traurigen oder empfindungsarmen Affekt und dem verminderten Antrieb kommt es zu einer pessimistischen Denkstörung. Das Selbstwertgefühl ist niedrig und das Denken hin zu negativen Inhalten verzerrt. Es kommt außerdem zu einer vermehrten Selbstbezogenheit mit Abnahme des Umweltfokus, womit eine Tendenz zu Einsamkeit begünstigt wird (vgl. Böker, 2012). Depressiven Patienten fällt es schwerer, sich in andere Personen und deren Gedankengänge hineinzuversetzen. So machen sie beispielweise in Theory-of-Mind-Aufgaben mehr Fehler (vgl. Dykierek, 2012). Auch haben depressive Patienten Schwierigkeiten, den emotionalen Ausdruck von Gesichtern zu erkennen. Bei Aufgaben, welche Gefühle induzieren, zeigen depressive Patienten weniger Reaktionen; so können sie vorübergehende Traurigkeit nicht in dem gleichen Ausmaß erfahren wie eine gesunde Kontrollgruppe (vgl. Post, 2000). Neuropsychologisch zeigen depressive Patienten häufig exekutive Dysfunktionen, Aufmerksamkeitsdefizite und Gedächtnisstörungen. Es kommt u.a. zu einer Abnahme der kognitiven Flexibilität und verminderter Entscheidungsfähigkeit (vgl. Beblo, 2009). Entsprechend wirkt das Verhalten der Betroffenen verlangsamt und zurückgezogen. Zur Übersicht der Symptome siehe **Tabelle 2-2**.

Tabelle 2-2: Symptome der Depression

1. Affekt	Anhaltend negative Stimmungslage: traurig, empfindungsarm; reizbar, impulsiv (bes. Männer)
2. Antrieb	Kraftlos, energiearm, interesselos, willenlos
3. Motorik	Adynamisch, verlangsamt, starr oder ruhelos, agitiert
4. Denken	• einfallsarm, starr, selbstanklagend, pessimistisch (Verzerrung zu negativen Inhalten), Grübeln (bes. Frauen) • Zunahme des Selbst-Fokus (vermehrte Selbstbezogenheit) und Abnahme des Umweltfokus (verminderte interpersonale Beziehungen, Einsamkeit) • Neuropsychologische Defizite (Entscheidungsfähigkeit, Gedächtnis, Aufmerksamkeit)
5. Verhalten	Verlangsamt, zurückgezogen, reduziert, nicht reagibel
6. Körper	Appetitlos/ungesättigt, schlaflos, endokrine Störungen (Libidoverlust)
7. Beziehung zur Welt	Verlust der Zugehörigkeit zu einer gemeinsamen Welt, Gefühl, von der Welt und anderen Menschen getrennt zu sein, existenzielle Hoffnungslosigkeit

2.1.1 Phänomenologie

Positive Psychologie findet – wie in Kap. 5 dargestellt – Antworten auf lebensphilosophische Fragen und es ist wohl kein Zufall, dass auch die Beschreibung des Krankheitsbildes Depression philosophische Wurzeln hat, nämlich in seiner phänomenologischen Tradition, die auf Edmund Husserl und Martin Heidegger zurückgeht. Die oben genannten Symptome sind für den klinisch tätigen Arzt oder Therapeuten hilfreich, um die Diagnose Depression zuverlässig zu stellen und rasch eine effiziente Behandlung zu beginnen. Jedoch beschreiben diese Diagnosekriterien nicht umfassend, wie Betroffene eine Depression erfahren. Zum Beispiel ist es nicht informativ, „Depression" durch „depressive Stimmung" zu identifizieren, da unklar bleibt, was eine depressive Stimmung ist (vgl. Ratcliffe, 2015). Die Untersuchung und das Verstehen der Psychopathologie kann einen Zugang erforderlich machen, der über die naturwissenschaftliche Betrachtungsweise hinausgeht. Der depressive Zustand stellt eine Gruppe von Emotionen, Überzeugungen und Verhaltensweisen dar, die in die individuelle Lebensgeschichte und den soziokulturellen Kontext eingebettet sind (vgl. Stanghellini, 2013).

Es wird häufig angenommen, Depression sei lediglich die Intensivierung gewöhnlicher Gefühle wie Traurigkeit. Daher sei es einfach, sich in einen depressiven Zustand hineinzuversetzen. Doch es gibt grundlegende Unterschiede zwischen der Welt des Depressiven und des Nichtdepressiven. Menschliche Erfahrung beinhaltet ein normales Gefühl der Zugehörigkeit zu einer gemeinsamen Welt, welches sich bei Depression verändert. Es kommt zu einem Gefühl, von der Welt und anderen Menschen getrennt zu sein. Die Veränderungen der Beziehung zur Welt beinhalten geänderte Körpererfahrung, existenzielle Hoffnungslosigkeit, Schuldgefühle, ein vermindertes Gefühl von Selbstwirksamkeit und Unsicherheit bei verbleibenden Aktivitäten, veränderte Zeitwahrnehmung (das Gefühl, Depression sei zeitlos und daher unentrinnbar) und die Isolation von anderen Menschen – insgesamt eine Veränderung der existenziellen Wahrnehmung, d.h. eine Veränderung der subjektiven Realität und des allumfassenden Gefühls, zur Welt zu gehören; meistens geht dieses einher mit einem Gefühl der Nichtigkeit des Selbst und der Welt. Zwischenmenschliche Erfahrungen können unterschiedlich verändert sein, beispielsweise in Form von Gleichgültigkeit gegenüber anderen oder dem Gefühl, auf schmerzliche Weise von anderen abgeschnitten zu sein oder andere als Bedrohung zu erfahren. Das Verstehen der Depression durch den Therapeuten, insbesondere wenn dies vom Betroffenen erkannt wird, kann bereits eine therapeutische Wirkung haben (vgl. Ratcliffe, 2015).

2.1.2 Der magische Kreisverkehr

„Tod in London – Elitepraktikant arbeitete Tage und Nächte durch", so lautete eine Zeitungsmeldung im August 2013. Ein 21-jähriger Wirtschaftsstudent wurde gemäß der Meldung leblos in seiner Wohnung aufgefunden (die Autopsie ergab als Todesursache die Folgen eines epileptischen Anfalls bei bekannter Epilepsie). Er habe kurz vor dem Ende seines siebenwöchigen Praktikums bei der angesehenen Investmentbank Merrill Lynch gestanden. Viele Banken seien dafür bekannt, ihre jungen Talente dazu zu ermutigen, bis in die Nacht hinein zu arbeiten. Bewähren sie sich und setzen sich gegen ihre Konkurrenten durch, locken Festanstellungen mit exzellenten Gehältern. Was dafür jedoch offenbar erwartet wird, ist ein Arbeitseinsatz, der an Selbstaufgabe grenzt. Zuletzt habe der Student drei Tage und drei Nächte durchgearbeitet. Dieser Arbeitsrhythmus werde der „magische Kreisverkehr" („magic roundabout") genannt: „Du rufst ein Taxi, das dich um sieben Uhr morgens nach Hause fährt. Es wartet auf dich, während du duschst und die

Klamotten wechselst, und bringt dich dann zurück ins Büro", beschrieb ein anderer Praktikant das System (Klette, 2013).

Der „magische Kreisverkehr" begegnete mir kürzlich bei dem klinischen Fall eines Burn-out-Patienten, der sich folgendermaßen zugetragen hat: Ein erfolgreicher selbstständiger Unternehmer machte seit fünf Jahren keine Ferien mehr, d.h. in der eigenen Ferienwohnung am Meer, die er zuweilen mit der Familie besuchte, hatte er sich ein perfektes Büro zum Weiterarbeiten eingerichtet. Seit zwei Jahren arbeitete er zu Hause jedes Wochenende durch, die Ehefrau konnte seinen Arbeitseifer nur noch unterbrechen, wenn sie ihn zu einem seltenen Ausflug überreden konnte. Seit Jahren schlief er nicht mehr im Bett, sondern nur noch auf dem Sofa vor dem laufenden Fernseher, da er Stille nicht mehr ertragen konnte. Schließlich begann er mit der Mentalität eines Ultramarathonläufers, die überlangen Arbeitstage immer mehr in die Nacht auszudehnen. Dabei wurde er immer weniger effizient, schlussendlich konnte er die meisten anstehenden Aufgaben nur noch verschieben. Vor der Klinikeinweisung hatte er eine Woche lang komplett durchgearbeitet, mit kurzen Unterbrechungen zum Duschen um drei Uhr nachts. Wie sich später anamnestisch herausstellte, hatte er die meisten Phasen des Burn-outs in seinem Arbeitsleben bereits mehrfach durchlaufen. Bei der notfallmäßigen Klinikeinweisung zeigte sich ein völliger psychischer und physischer Zusammenbruch mit akuter Suizidalität, er war im zwölften Burn-out-Stadium angelangt. Die einzelnen Stadien sind im nachfolgenden Abschnitt beschrieben. Als Ursache der Arbeitssucht fanden sich bei diesem Patienten ausschließlich innere Risikofaktoren, verankert in der Persönlichkeit und der Biografie des Betroffenen: unter anderem übermäßig ausgeprägtes Verantwortungsbewusstsein, Perfektionismus und hoher Leistungsanspruch.

2.1.3 Die Phasen des Burn-outs

Burn-out wurde von Herbert Freudenberger und seiner Kollegin Gail North in zwölf Stadien eingeteilt. Manche Betroffenen überspringen eine Phase, andere befinden sich in mehreren gleichzeitig. Die Dauer eines Stadiums variiert ebenfalls von Person zu Person.

Stadium 1: Der Zwang, sich zu beweisen

Am Anfang steht häufig übertriebener Ehrgeiz. Tatendrang, Interesse und der Wunsch, sich im Beruf zu verwirklichen, verwandeln sich in Verbissenheit und Leistungszwang. Man muss den Kollegen – und vor allem sich selbst – ständig beweisen, dass man den Job besonders gut macht und alles schafft.

Stadium 2: Verstärkter Einsatz

Um seinen überzogenen Erwartungen gerecht zu werden, legt man noch eine Schippe drauf und erhöht den Einsatz. Delegieren fällt zunehmend schwer, stattdessen dominiert das Gefühl, alles selbst machen zu müssen, auch um die eigene Unentbehrlichkeit zu demonstrieren.

Stadium 3: Vernachlässigung eigener Bedürfnisse

Im Zeitbudget ist nur noch Platz für Berufliches, andere Bedürfnisse wie Schlafen, Essen oder Treffen mit Freunden und Bekannten werden als nichtig abgetan. Freizeit im Sinn von „freie Zeit" verliert ihren Sinn. Sich selbst gegenüber deklariert man diesen Verzicht als heroische Leistung.

Stadium 4: Verdrängung von Konflikten

Man registriert zwar, dass etwas nicht stimmt, stellt sich seinen Problemen aber nicht. Sich damit auseinanderzusetzen, könnte eine Krise auslösen und wird deshalb als bedrohlich empfunden. Ab diesem Stadium machen sich oft die ersten körperlichen Beschwerden bemerkbar.

Stadium 5: Umdeutung von Werten

Isolation, Konfliktscheu und die Negation eigener Bedürfnisse verändern die Wahrnehmung. Man deutet seine bisherigen Werte um, einst Wichtiges wie Freunde oder ein Hobby werden völlig entwertet. Einziger Maßstab für die eigene Relevanz, das Selbstwertgefühl, ist der Job. Alles andere wird diesem Ziel untergeordnet. Emotional stumpft man zusehends ab.

Stadium 6: Verleugnung der auftretenden Probleme

Hauptsymptom dieser Phase ist Intoleranz, andere werden als dumm, faul, fordernd oder undiszipliniert wahrgenommen. Zwangsläufig empfindet man soziale Kontakte als kaum zu ertragen. Zynismus und Aggressionen werden offensichtlicher. Die auftretenden Probleme führt man aber ausschließlich auf den Zeitdruck und das Arbeitspensum zurück – nicht auf die eigene Wesensänderung.

Stadium 7: Rückzug

Die sozialen Kontakte reduzieren sich auf ein Minimum. Man lebt zurückgezogen und eingeigelt und empfindet eine zunehmende Hoffnungs- und Orientierungslosigkeit. Auf der Arbeit wird nur noch „Dienst nach Vorschrift" verrichtet. Viele greifen in dieser Phase zu Suchtmitteln wie Alkohol oder Medikamenten.

Stadium 8: Offensichtliche Verhaltensänderungen

Jetzt wird die Wesensänderung für andere unübersehbar. Die einst so engagierten und tatkräftigen Menschen sind ängstlich, scheu und apathisch. Die Schuld weisen sie ihrer Umwelt zu. Innerlich fühlen sie sich immer wertloser.

Stadium 9: Depersonalisierung

In diesem Stadium reißt der Kontakt zu sich selbst ab. Man empfindet weder sich noch andere als wertvoll, nimmt seine Bedürfnisse nicht mehr wahr. Die Perspektive für die Zeit engt sich auf die Gegenwart ein. Das Leben wird zu mechanischem Funktionieren herabgewürdigt.

Stadium 10: Innere Leere

Immer stärker macht sich eine innere Leere breit. Um diese zu überwinden, sucht man verkrampft nach Beschäftigung. Überschussreaktionen wie gesteigerte Sexualität, übermäßiges Essen, Drogen- und Alkoholgenuss treten auf. Freizeit ist leere, betäubte Zeit.

Stadium 11: Depression

In diesem Stadium entspricht das Burn-out-Syndrom einer Depression. Man ist gleichgültig, hoffnungslos, erschöpft und sieht keine Perspektive für die Zukunft. Sämtliche Symptome depressiver Zustände können auftreten, von agitiert bis völlig apathisch. Das Leben verliert seinen Sinn.

Stadium 12: Burn-out-Syndrom

Dieses Stadium beschreibt den völligen psychischen und physischen Zusammenbruch. Fast alle Betroffenen tragen sich jetzt mit dem Gedanken an Selbstmord. Nicht wenige setzen das auch in die Tat um. Burn-out-Patienten in diesem Zustand sind ein medizinischer Notfall, sie brauchen so schnell wie möglich ärztliche Hilfe

(aus Kraft, U. [2005]. Ausgebrannt. *Gehirn und Geist, 11*, 14. Mit freundlicher Genehmigung)

2.2 Neurobiologie

Ohne ein Verständnis neurobiologischer Mechanismen bliebe die Darstellung des Themas Erschöpfungsdepression und Burn-out unvollständig. Zum einen sind alle psychischen Erkrankungen letztendlich Hirnkrankheiten. Die psychopharmakologische Therapie mit Antidepressiva macht sich diese physiologischen Ursachen zunutze. Vor allem aber beziehen sich die weiter unten folgenden Erläuterungen zur Wirkungsweise Positiver Psychotherapie auch auf die zugrunde liegenden neurobiologischen Vorgänge, d.h. auf die neurowissenschaftlich objektivierbare Wirksamkeit der verschiedenen Psychotherapien, welche ohne die im Folgenden kurz dargestellten Grundlagen weniger verständlich wären.

Die Befunde mit funktioneller Bildgebung sind teils widersprüchlich, doch es ist ein einigermaßen konsistenter Befund, dass Depressionen neurobiologisch betrachtet aus der verminderten Aktivität des seitlichen Stirnhirns (dorsolateraler präfrontaler Kortex) der linken Hirnhälfte und der gesteigerten Aktivität des tiefer liegenden Emotionszentrums (limbisches System) resultieren (vgl. Berger, 2019). Aus diesem biologischen Ungleichgewicht der Aktivität verschiedener Hirnareale folgt die für Depressionen typische, umfangreiche Symptomatik mit Beeinträchtigung von Gefühlen, Antrieb, Körpermotorik, Denken (Konzentration, Gedächtnis, Handlungsplanung, Offenheit für neue Umweltstimuli), sozialem Verhalten und weiteren körperlichen Beschwerden.

2.2.1 Asymmetrie-Hypothese der Emotionsverarbeitung

Die Verarbeitung von positiven Emotionen findet in der linken Hirnhälfte statt. Der linksseitige Frontalkortex ist stärker aktiviert bei der Verarbeitung positiver Emotionen, der rechtsseitige Frontalkortex ist stärker aktiviert bei der Verarbeitung negativer Emotionen. Entsprechend finden sich bei Ausschaltung der linken Hemisphäre (Wada-Test: Injektion eines Anästhetikums in die linke oder rechte Arteria carotis interna) pessimistische Äußerungen, Schuldgefühle, Klagen und Weinen. Bei Ausschaltung der rechten Hemisphäre zeigen sich euphorische Reaktionen, Lächeln oder Lachen und ein positives Grundgefühl. Auch zeigt sich bei depressiven Patienten im EEG eine Reduktion der Aktivität im linksseitigen Frontalkortex (vgl. Jäncke, 2013, S. 704–708). Aufgrund dieser Befunde wird vermutet, dass klinische Depression nicht nur mit der Zunahme negativer Gemütszustände, sondern auch mit der Abnahme einer positiven Stimmungslage einhergeht (vgl. Heinz, 2017, S. 57).

2.2.2 Limbisch-kortikales Netzwerkmodell der Depression

Helen Mayberg hat 1997 aufgrund von bildgebenden Verfahren (PET) das limbisch-kortikale Netzwerkmodell der Depression vorgestellt. Demzufolge findet sich eine limbisch-kortikale Dysregulation (Mayberg, 1997):

1. Depressionen resultieren aus der verminderten Aktivität einer dorsalen und der gesteigerten Aktivität einer ventralen Komponente.
2. Die Intaktheit des rostralen cingulären Kortex wird benötigt, damit eine Remission mit Inhibition ventraler Regionen und Aktivierung dorsaler Regionen stattfinden kann.

Die hypoaktiven Strukturen betreffen den dorsolateralen präfrontalen Kortex, den inferioren Parietallappen, den dorsalen Teil des anterioren Cingulum und das posteriore Cingulum. Da diese Strukturen vor allem für kognitive Prozesse, Aufmerksamkeit, Lernen und Gedächtnis verantwortlich sind, resultieren die neuropsychologischen Defizite aus deren Unterfunktion. Die hyperaktiven Strukturen betreffen Hippocampus, Amygdala, Hypothalamus, das subgenuale Cingulum, die Inselregion und den ventralen präfrontalen Kortex. Aus der ventralen Überaktivierung resultieren die emotionalen und somatischen Symptome (siehe **Abbildung 2-1**).

Für das dynamische, adaptive Zusammenwirken der basalen (hyperaktiven) und der dorsalen (hypoaktiven) Strukturen wird der rostrale Bereich des anterioren Cingulum verantwortlich gemacht. Depression ist demnach das Versagen

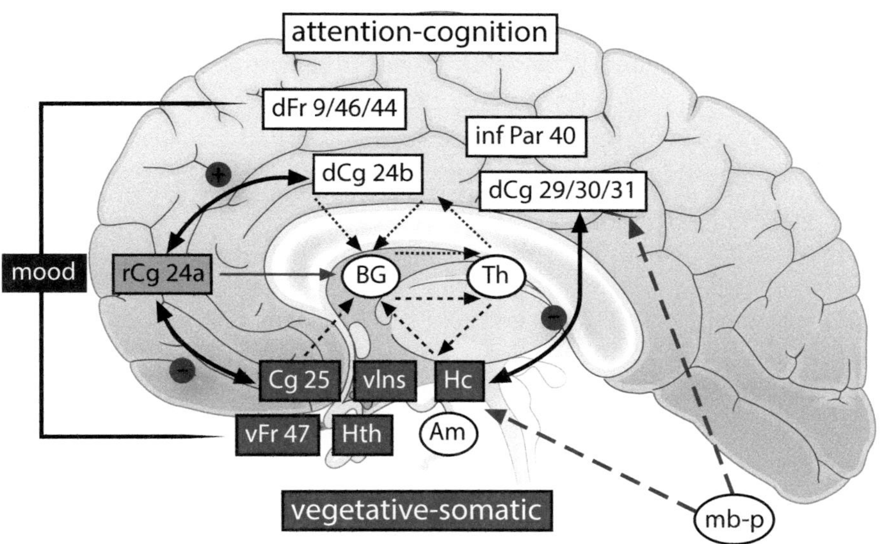

Abbildung 2-1: Limbisch-kortikales Netzwerkmodell der Depression (Helen Mayberg, 1997). Abkürzungen: dFr = dorsolateral prefrontal; inf Par = inferior parietal; dCg = dorsal anterior cingulate; pCg = posterior cingulate; Cg 25 = subgenual (infralimbic) cingulate; vIns = ventral anterior insula, Hc = hippocampus; vFr = ventral frontal; Hth = hypothalamus; rCg = rostral anterior cingulate; mb-p = midbrain-pons; BG = basal ganglia; Th = thalamus; Am = amygdala. Die Nummern bezeichnen Brodmann-Areale. Erläuterungen im Text. (Reprinted with permission from The Neuropsychiatry of Limbic and Subcortical Disorders, Copyright ©1998. American Psychiatric Association. All Rights Reserved.)

des koordinierten Zusammenspiels dieser Strukturen. Depressionen werden als eine Folge der Dysfunktion der Top-down-Regulation bei zunehmender Dominanz der Bottom-up-Aktivitäten bei Versagen des rostralen anterioren Cingulum betrachtet. Vereinfacht gesagt werden bei Depression das emotionale Gehirn und die Hirnbereiche, die für den Körper zuständig sind, hochgeregelt und das kognitive Gehirn wird heruntergeregelt. Für weiterführende Details sei insbesondere auf die Originalarbeit von 1997 verwiesen (vgl. Mayberg, 1997; 2000; 2012).

Wie in Abbildung 2-1 dargestellt, weisen dorsolaterale Bereiche des präfrontalen Kortex, die auf Anweisung limbischer Bereiche an der Planung und Umsetzung von Handlungen beteiligt sind, meist eine verminderte Aktivität auf und der ventromediale präfrontale Kortex (vmPFC) ist durch eine Überaktivität charakterisiert. Ein aktivierter vmPFC sorgt dafür, dass die Aufmerksamkeit auf interne Prozesse, z.B. selbstreflexive Gedanken und autobiografische Erinnerungen, gerichtet wird. Patienten mit einer Depression haben häufig eine Neigung zu ausgeprägter Introspektion und Selbstreflexion und einen erhöhten Selbstfokus. Der Schluss liegt nahe, dass die im Ruhezustand erhöhte vmPFC-Aktivität bei depressiven Erkrankungen Grübeln und eine fortgesetzte selbstreflexive Fokussierung auf den negativen emotionalen Zustand bewirkt. Ist eine Person dagegen mit bestimmten Aufgaben beschäftigt, so wird dieser Hirnbereich deaktiviert. Dies erlaubt dann eine Fokussierung auf neue Reize und das Verfolgen von Verhaltenszielen (vgl. Roth, 2014, S. 249).

Die *Amygdala* ist bei depressiven Patienten ebenfalls verstärkt aktiv. Diese Überfunktion könnte dazu beitragen, dass die Patienten neutralen Reizen einen bedrohlichen Inhalt zuschreiben und negative Reize überbewerten. Ein Beleg für die Kraft des Kortex, die Amygdala zu hemmen (Top-down-Kontrolle), stellt deren gegenseitiges Aktivierungsmuster dar – stärkere kortikale Aktivierung führt zu schwächerer Aktivierung der Amygdala und vice versa (vgl. Cozolino, 2016, S. 192–194; Roth, 2014, S. 249).

Andererseits zeigen depressive Patienten weniger Reaktionen bei Aufgaben, welche Gefühle induzieren. So können sie vorübergehende Traurigkeit nicht in dem gleichen Ausmaß erfahren wie eine gesunde Kontrollgruppe. Auch haben depressive Patienten Schwierigkeiten, den emotionalen Ausdruck von Gesichtern zu erkennen, d.h. es findet sich eine Dysfunktion des anterioren Temporallappens (vgl. Post, 2000). Weitere Zusammenhänge finden sich im zweiten Teil in Kap. 16. Die vorliegenden Forschungsergebnisse sind unvollständig und eher vorläufig, das Verständnis psychischer Erkrankungen hinsichtlich ihrer neuroanatomischen Basis steht noch am Anfang.

2.2.3 Neuromodulatoren

Die Zellkörper des *zentralen Serotoninsystems* liegen in den Raphe-Kernen im Hirnstamm. Es handelt sich um eine vergleichsweise kleine Zahl von Neuronen, die jedoch einen hohen Verzweigungsgrad aufweisen und so gut wie das gesamte Zentralnervensystem innervieren. Die antidepressive Wirksamkeit von Serotonin-Wiederaufnahmehemmern (SSRI) war lange Zeit das stärkste Argument für die pathogenetische Rolle einer serotonergen Dysfunktion bei Depressionen (vgl. Hegerl, 2006). Neuere Studien haben auch gezeigt, dass z.B. MDMA (Ecstasy) direkt die Serotoninausschüttung erhöht. Gemäß einer neuen Zürcher Studie wirkt LSD über Serotonin-2A-Rezeptoren. Dieser Rezeptor scheint dafür zuständig zu sein, neue Bedeutung zu generieren (Preller, 2017). Andererseits beeinträchtigt Isolationsstress nach der Geburt bei Rhesusaffen den Serotonin-Stoffwechsel. Alles in allem führt ein erhöhter Serotoninspiegel vermutlich zu einem Sicherheitsgefühl, während ein verminderter Serotoninspiegel eine verstärkte Verarbeitung bedrohlicher Umgebungsstimuli bzw. die Erwartung negativer Ereignisse und damit eine negative Stimmungslage bewirkt (vgl. Heinz, 2017, S. 143–162). Darüber hinaus kann die stressinduzierte Kortisolfreisetzung eine verminderte hemmende Wirkung des Serotonins auf die limbischen Kortexbereiche bewirken, für Details hierzu siehe das nachfolgendes Kap. 3 „Stress und die Entstehung von Depression".

Die *noradrenerge Innervation* des Zentralnervensystems (ZNS) erfolgt durch Projektionen noradrenerger Neurone aus dem Locus caeruleus. Der Locus caeruleus liegt in der Brücke (Pons) direkt unter dem Boden des vierten Ventrikels. Auch hier handelt es sich um vergleichsweise wenig Neurone mit einem hohen Verzweigungsgrad. Aufgrund der antidepressiven Wirksamkeit von Noradrenalin-Wiederaufnahmehemmern (SNRI) wird die Bedeutung des noradrenergen Systems für die Therapie und vermutlich auch die Pathogenese der Depression gestützt (vgl. Hegerl, 2006). In einer aktuellen Studie zeigte ein Serotoninmangel bei Patienten, die sich zuvor von einer klinischen Depression erholt hatten, einen signifikanten Anstieg von depressiver Stimmung, Traurigkeit und Hoffnungslosigkeit. Hingegen führte ein Katecholaminmangel mit beeinträchtigter Funktionsweise von Noradrenalin und Dopamin bei diesen Patienten zu Inaktivität, körperlicher Angst und Schwierigkeiten, sich zu konzentrieren (vgl. Heinz, 2017, S. 143–162).

Dopaminhaltige Neuronen findet man im Hypothalamus und im Mittelhirn. Es wurde hinsichtlich der Pathogenese der Depression lange vermutet, dass Anhedonie – das Unvermögen, Vergnügen zu empfinden – mit einer dopaminergen Dysfunktion des Belohnungssystems einhergeht. Als Belohnungssystem wird die vom ventralen Tegmentum zum ventralen Striatum (Nucleus accumbens) ziehende Bahn bezeichnet (vgl. Hegerl, 2006). Neuere Befunde präzisieren, dass die Dopaminausschüttung nicht zum Erleben hedonistischer Vergnügen beiträgt, sondern zum Voraussagen von Belohnungen, d.h. zum Erkennen von Anreiz bietenden, motivierenden Umgebungsstimuli – wodurch ebenfalls eine positive Stimmung hervorgerufen wird. Umgekehrt entstehen Apathie und Hoffnungslosigkeit der klinischen Depression u.a. bei einer verminderten Fähigkeit, bevorstehende Belohnungen der Umwelt zu erkennen bzw. neurobiologisch zu vermitteln durch dopaminerge Bottom-up-Prozesse im ventralen Striatum (vgl. Heinz, 2017, S. 143–162).

Nach Ron Duman, Forscher an der Yale University, lösen Antidepressiva Kaskaden von sekundären Botenstoffen aus. Wenn zum Beispiel ein SSRI die an Serotonin-Rezeptoren verfügbare Menge von Serotonin erhöht, werden diese Rezeptoren jeweils über längere Zeitabschnitte stimuliert. Infolgedessen kommt es zu einer stärkeren intrazellulären Reaktion und zu einer intensiveren Aktivierung der Systeme von sekundären Botenstoffen, was wiederum zu einer vermehrten Aktivierung von Genen führt und damit die Proteinsynthese anregt. Durch diese neuen Wachstumsvorgänge werden synaptische Netzwerke verändert, d.h. Neuroplastizität und Lernen werden gefördert (vgl. Duman, 1999; LeDoux, 2003, S. 366–371).

Während Antidepressiva den neurobiologisch ungünstigen Veränderungen bei Erschöpfungsdepression und Burn-out heilsam entgegenwirken, sind angstlindernde Beruhigungsmittel und Schlafmittel rasch problematisch. Hans Förstl (2012) bringt auf seiner Website das falsche Glücksversprechen von Suchtmitteln auf den Punkt: „Die Pharmakologie der süchtig machenden Substanzen ist vielfältig. Schlafmittel entlasten die GABA-ergen Nervenzellen, die für die Dämpfung und Filterung im Zentralnervensystem zuständig sind; Heroin, Opium und auch Nikotin beeinflussen die hirneigenen Opioide; Kokain und Amphetamin wirken auf die Dopamin-Systeme. Einerseits handelt es sich also um Wirkstoffe, die unangenehme Gefühle reduzieren (negative Verstärkung), andererseits um Mittel zur Steigerung positiver Emotionen (positive Verstärkung). Eine wesentliche gemeinsame Eigenschaft der Suchtmittel besteht darin, dass sie auf die subtilen Glücks-relevanten Mechanismen wirken wie ein Vorschlaghammer auf eine Briefwaage; die natürliche Glücksfähigkeit wird dadurch langfristig zunichtegemacht."

Literatur

Achor, S. (2010). *The happiness advantage – the seven principles of positive psychology that fuel success and performance at work.* New York: Currency.

Bauer, J. (2002). *Das Gedächtnis des Körpers – Wie Beziehungen und Lebensstile unsere Gene steuern.* Frankfurt am Main: Eichborn.

Beblo, T. & Lautenbacher, S. (2009). Neuropsychologie affektiv-emotionaler Störungen: Depression und Angststörungen. In W. Sturm, M. Hermann & T. F. Münte (Hrsg.), *Lehrbuch der Klinischen Neuropsychologie – Grundlagen, Methoden, Diagnostik, Therapie* (S. 751–766). Heidelberg: Spektrum. http://doi.org/10.1007/978-3-8274-2248-4_45

Berger, M., van Calker, D., Brakemeier, E.-L. & Schramm, E. (2019). Affektive Störungen. In M. Berger, *Psychische Erkrankungen – Klinik und Therapie* (S. 391). München: Elsevier.

Böker, H. & Grimm, S. (2012). Emotion und Kognition bei depressiv Erkrankten. In H. Böker & E. Seifritz (Hrsg.), *Psychotherapie und Neurowissenschaften* (S. 309–351). Bern: Huber.

Cozolino, L. (2016). *Why therapy works – using our minds to change our brains.* New York: Norton.

Duman, R. S., Malberg, J. & Thome, J. (1999). Neural plasticity to stress and antidepressant treatment. *Biological Psychiatry 46* (9), 1181–1191. http://doi.org/10.1016/S0006-3223(99)00177-8

Dykierek, P., Schramm, E. & Berger, M. (2012). Bedeutung der Theory of Mind für die Psychotherapie der Depression. In H. Förstl (Hrsg.), *Theory of Mind – Neurobiologie und Psychologie sozialen Verhaltens* (S. 319–323). Berlin, Heidelberg: Springer.

Förstl, H. (2012). *Glück als Problem.* Zugriff am 10.08.2018 unter http://www2.psykl.med.tum.de/varia_alternate_takes/glueck_problem.html.

Hegerl, U. & Rupprecht, R. (2006). Affektive Störungen – Neurobiologie. In H. Förstl, M. Hautzinger & G. Roth (Hrsg.), *Neurobiologie psychischer Störungen* (S. 423–446). Heidelberg: Springer.

Heinz, A. (2017). *A new understanding of mental disorders – computational models for dimensional psychiatry.* Cambridge MA: MIT Press. http://doi.org/10.7551/mitpress/9780262036894.001.0001

Hochstrasser, B., Brühlmann, T., Cattapan, K., Hättenschwiler, J., Holsboer-Trachsler, E., Kawohl, W. et al. (2016). Therapieempfehlungen des Schweizer Expertennetzwerks für Burnout (SEB) – Burnout-Behandlung. Teil 1: Grundlagen. *Swiss Medical Forum, 16* (25), 538–541.

Jäncke, L. (2013). *Lehrbuch Kognitive Neurowissenschaften.* Bern: Huber.

Kahneman, D. (2012). *Schnelles Denken, langsames Denken.* München: Siedler.

Kessler, C. (2017). *Glücksgefühle – Wie Glück im Gehirn entsteht und andere erstaunliche Erkenntnisse der Hirnforschung.* München: Bertelsmann.

Klette, K. (2013, 21. August). Elitepraktikant arbeitete Tage und Nächte durch. *Neue Zürcher Zeitung.* Zugriff am 21.08.2013 unter https://www.nzz.ch/panorama/elitestudent-arbeitete-tage-und-naechte-durch-1.18136650

Kraft, U. (2005). Ausgebrannt. *Spektrum der Wissenschaft Gehirn & Geist, 11,* 12–19.

LeDoux, J. (2003). *Das Netz der Persönlichkeit – Wie unser Selbst entsteht.* Zürich: Walter.

Lyubomirsky, S. (2008). *Glücklich sein – Warum Sie es in der Hand haben, zufrieden zu leben.* Frankfurt am Main: Campus.

Mayberg, H. S. (1997). Limbic-cortical dysregulation – a proposed model of depression. In S. Salloway, P. Malloy & J. L. Cummings (Eds.), *The Neuropsychiatry of Limbic and Subcortical Disorders* (pp. 167–177). London: American Psychiatric Press Washington DC.

Mayberg, H. S. (2000). Depression. In J. C. Mazziotta, A. W. Toga & R. S. J. Frackowiak (Eds.), *Brain mapping – the disorders* (pp. 485–507). San Diego: Academic Press.

Mayberg, H. S. (2012). Wege der Besserung: Neuronale Substrate der kognitiven und achtsamkeitsbasierten Interventionen bei der Behandlung von Depression. In J. Kabat-Zinn, R. Davidson, Z. Houshmand et al. (Hrsg.), *Die heilende Kraft der Meditation – Wie sich unser Geist selbst heilen kann: Ein wissenschaftlicher Dialog mit dem Dalai Lama* (S. 141–173). Freiburg im Breisgau: Arbor.

Perrig-Chiello, P. (2016, Oktober). *Positives Altern – aus der Lebensspannenperspektive.* Vortrag präsentiert bei der CAS Positive Psychologie, Universität Zürich.

Post, R. M. (2000). Neural substrates of psychiatric syndromes. In M.-M. Mesulam (Ed.), *Principles of behavioral and cognitive neurology* (pp. 406–438). New York: Oxford University Press.

Preller, K. H., Herdener, M., Pokorny, T., Planzer, A., Kraehenmann, R., Stämpfli, P. et al. (2017). The fabric of meaning and subjective effects in LSD-induced states depend on serotonin 2A receptor activation. *Current Biology, 27* (3), 451–457. http://doi.org/10.1016/j.cub.2016.12.030

Ratcliffe, M. (2015). *Experiences of depression – a study in phenomenology*. Oxford: Oxford University Press.

Ridout, K. K., Ridout, S. J., Guille, C., Mata, D. A., Akil, H. & Sen, S. (2019). Physician Training Stress and Accelerated Cellular Aging. *Biological Psychiatry*. https://doi.org/10.1016/j.biopsych.2019.04.030

Roth, G. & Strüber, N. (2014). *Wie das Gehirn die Seele macht*. Stuttgart: Klett-Cotta.

Shakespeare, W. (2001). *Macbeth*. Cadolzburg: Ars Vivendi.

Stanghellini, G. (2013). Philosophical resources for the psychiatric interview. In K. W. M. Fulford, M. Davies, R. G. T. Gipps, G. Graham, J. Z. Sadler, G. Stanghellini & T. Thornton (Eds.), *The Oxford handbook of philosophy and psychiatry* (pp. 321–356). Oxford: Oxford University Press.

3 Stress und die Entstehung von Depression

„Soziale Unterstützung und zwischenmenschliche Beziehungen bleiben das ganze Leben hindurch der entscheidende Schutzfaktor gegenüber übersteigerten und potenziell gesundheitsgefährdenden Folgen der Stressreaktionen.“
Joachim Bauer[3]

Depression zählt in der entwickelten Welt zu den größten Ursachen für Krankheit und verlorene Produktivität. Ein umfassendes Wirkungsmodell depressiver Störungen liegt aufgrund der Heterogenität dieser Erkrankung bisher nicht vor. Doch Stress ist einer der wichtigsten Mechanismen, die zur Entstehung einer Depression beitragen. Wie bereits im Vorwort erwähnt, gilt Stress als eine der Hauptursachen für eine Major Depression. Depression kann daher als eine maladaptive Antwort auf akuten und chronischen Stress angesehen werden. Stress scheint von großer Bedeutung für den Zusammenhang zwischen der Bildung neuer Nervenzellen (Neurogenese) und Depressionen zu sein, denn das Erleben von Stress, z. B. durch berufliche Belastungen, und die erhöhte Freisetzung von Stresshormonen hemmen die Neurogenese und begünstigen die Ausbildung einer Depression (beim gesunden Erwachsenen werden täglich ca. 5000–10 000 Hirnzellen neu gebildet) (vgl. Gutman, 2011; Roth, 2014, S. 246–263; Rüegg, 2014, S. 138–140).

3.1 Das Stresshormon Kortisol

Bei schwerer Depression kommt es zu einer *Atrophie des Hippocampus,* der u. a. für die Einspeicherung neuer Gedächtnisinhalte und als Inhaltsverzeichnis für das kortikale Langzeitgedächtnis eine wichtige Rolle spielt (vgl. Fuster, 1995, S. 36–

3 Bauer, 2002, S. 70.

40). Schuld daran ist das Stresshormon *Kortisol*, dessen Blutspiegel bei Depressionen ansteigt, denn Kortisol hemmt per se die Neurogenese. Außerdem schädigt es gewisse Neuronen im Hippocampus, und wenn die Blutwerte von Kortisol auf Dauer stark erhöht sind, so schrumpft dieser Hirnteil, regeneriert sich aber wieder, sobald die Kortisolwerte im Normalbereich liegen.

Weiterhin wird angenommen, dass Menschen, die während der frühen Kindheit erheblichen Stress erlebt haben, eine langfristige *Kortisolüberfunktion* entwickeln. Die Kortisolüberfunktion kann dann die Ausbildung einer Depression des melancholischen Typs begünstigen, da Kortisol die Ausbildung von bestimmten Serotonin-Rezeptoren (5-HT_{1A}-Rezeptoren) hemmt. Hierdurch kommt es zu einer verminderten hemmenden Wirkung des Serotonins auf die limbischen Kortexbereiche (vgl. das oben dargestellte Modell der limbisch-kortikalen Dysregulation in Abbildung 2-1). Wie Untersuchungen bei Kindern zeigten, hat die Sicherheit der Bindung des Kindes zur Mutter einen entscheidenden Einfluss auf kindliche Stressgene. Kleinkinder mit einer beeinträchtigten Bindung zur Mutter hatten – im Vergleich zu Kindern mit sicherer Bindung – in Stresssituationen deutlich erhöhte Konzentrationen des Stresshormons Kortisol im Blut (Roth, 2014, S. 246–263; Rüegg, 2014, S. 138–140).

Sichere Bindungen schützen jedoch nicht nur das Kind vor Stress: „Soziale Unterstützung und zwischenmenschliche Beziehungen bleiben das ganze Leben hindurch der entscheidende Schutzfaktor gegenüber übersteigerten und potenziell gesundheitsgefährdenden Folgen der Stressreaktionen" (Bauer, 2002, S. 70). Manchmal werden die frühen Veränderungen des Kortisolsystems erst dann relevant, wenn die Personen in einer späteren Lebensphase erneut erheblichem oder chronischem Stress ausgesetzt sind (vgl. Roth, 2014, S. 246–263). Veränderungen in zwischenmenschlichen Beziehungen führen immer dann zu einer Alarmreaktion des Stresssystems, wenn die neue Situation als Gefahr bewertet wird. Bewertungsmaßstab sind dabei die individuellen Vorerfahrungen, die in den Nervenzellnetzwerken von Hirnrinde und limbischem System abgespeichert sind (vgl. Bauer, 2002, S. 108–109).

3.2 Veränderungen der Hypothalamus-Hypophysen-Nebennierenrinden-Achse

Depressive Patienten zeigen auch strukturelle Veränderungen der Hypothalamus-Hypophysen-Nebennierenrinden-Achse (Stress-Achse), im MRT (Magnetresonanztomografie) finden sich Vergrößerungen der Hypophyse und der Nebennierenrinde (vgl. Gianaros, 2011). Beim Auftreten von Stressreizen aktiviert der zentrale Nucleus der Amygdala den paraventrikulären Nucleus des Hypothalamus. Axone des paraventrikulären Hypothalamus schütten Corticotropin-Freisetzungsfaktor (CRF) in die Hypophyse aus, und die Hypophyse gibt daraufhin adrenocorticotropes Hormon (ACTH) in den Blutkreislauf ab, wo es zur Nebennierenrinde wandert. Die Nebennierenrinde schüttet Kortisol aus, das im Blut zu verschiedenen Organen und Geweben im Körper wandert (schließlich auch zu den Speicheldrüsen, sodass es im Speichel nachweisbar ist), unter anderem zum Gehirn. Informationen über äußere Reize gelangen auf zwei Wegen zur Amygdala; einmal durch direkte Bahnen vom Thalamus, zum anderen durch Bahnen, die vom Thalamus zum sensorischen Kortex und von dort zur Amygdala verlaufen (vgl. Gutman, 2011; LeDoux, 2003, S. 366–371; Rüegg, 2014, S. 138–140).

3.3 Amygdala, Hippocampus, cingulärer und insulärer Kortex

Außerdem erhält die Amygdala bei der akuten Stressreaktion Informationen über Bahnen vom cingulären Kortex und vom anterioren insulären Kortex. Der anteriore cinguläre Kortex (aCC) ist die größte limbische Struktur und Teil des Netzwerks, das zielgerichtetes Verhalten initiiert und motiviert. Dieses System beurteilt den motivationalen Inhalt von inneren und äußeren Stimuli und reguliert kontextabhängiges Verhalten (vgl. Devinsky, 2004, S. 342–345). Der posteriore cinguläre Kortex (pCC) unterstützt vermutlich evaluative Prozesse, die mit Kognition und Emotion verbunden sind, einschließlich: (1) die Aufrechterhaltung einer allgemeinen Repräsentation der Umgebung; (2) die Abschätzung der emotionalen Bedeutung von Ereignissen in der Umgebung; (3) die Überwachung der Umgebung hinsichtlich Stressoren und bedrohlicher Stimuli (vgl. Gianaros, 2011). Der anteriore insuläre Kortex integriert multimodale sensorische Inputs und verbindet Stimuli mit ihrer emotionalen Bedeutung durch intensive Verbindungen mit der Amygdala (vgl. Devinsky, 2004, S. 350).

Im Gehirn bindet Kortisol unter anderem an Rezeptoren im Hippocampus. Wenn es dort eine ausreichende Zahl von Rezeptoren besetzt hat, gehen Signale an den Hypothalamus, dass er aufhören soll, CRF auszuschütten. Auf diese Weise reguliert der Hippocampus die von der Amygdala ausgelöste Stressreaktion und sorgt dafür, dass die Kortisolausschüttung im normalen, sicheren Bereich bleibt. Bei fortwährendem starkem Stress ist der Hippocampus aber bald nicht mehr in der Lage, den Stress unter Kontrolle zu halten. Anhaltender Stress schädigt den Hippocampus und führt, wie oben bereits erwähnt, zum Schrumpfen der Dendriten und letztlich zum Absterben von Zellen. Es ist also nicht verwunderlich, wenn Funktionen wie das Gedächtnis durch Stress beeinträchtigt werden (vgl. LeDoux, 2003, S. 366–371).

3.4 Nucleus accumbens und präfrontaler Kortex

Depressive Patienten leiden außerdem unter Anhedonie. Das bewusste Genießen funktioniert nicht mehr und so überkommt sie das Gefühl, dass das Leben leer und fade sei. Die Grundlage dafür scheint die Hemmung des Belohnungssystems, des Nucleus accumbens, durch ein übermäßig aktives Stresssystem zu sein (vgl. Swaab, 2017, S. 428–429). Studien mit bildgebenden Verfahren haben deutlich gemacht, dass bei Menschen mit einer Depression auch in präfrontalen Regionen Abweichungen in Größe und funktionaler Aktivität festzustellen sind. Mehrere Studien berichteten von einem verminderten frontalen Metabolismus bei akuter Depression, oftmals proportional zur Schwere der Depression und oftmals auf der linken Seite in größerem Ausmaß als auf der rechten (vgl. Post, 2000). Außerdem zeigen Tierstudien, dass der präfrontale Kortex über sehr viele Rezeptoren für Nebennieren-Steroidhormone verfügt und, wie der Hippocampus, an der Regulation der Hypothalamus-Hypophysen-Nebennierenrinden-Achse beteiligt ist. Der erhöhte Kortisolspiegel bei einer Depression greift daher auch den präfrontalen Kortex an, die übermäßige Kortisolkonzentration zerstört im präfrontalen Kortex (und im Hippocampus) die Synapsenverknüpfungen zwischen den Neuronen. Dies macht wiederum auf biochemischer Ebene einige andere kognitive Veränderungen verständlicher, die mit einer Depression einhergehen, etwa das mangelhafte Kurzzeitgedächtnis (Arbeitsgedächtnis), die Ablenkbarkeit und die Veränderungen von Entscheidungsprozessen und Exekutivfunktionen (vgl. Kandel, 2018, S. 89; LeDoux, 2003, S. 366–371).

3.5 Stress und Angstkonditionierung

Großer und/oder anhaltender Stress kann, wie oben beschrieben, das Hippocampus-abhängige deklarative Gedächtnis beeinträchtigen. Jedoch fördern Stressoren andererseits das implizite Lernen, welches mit Angstkonditionierung assoziiert ist. Diese Verstärkung ist in der Amygdala konzentriert und die zugrunde liegenden Mechanismen sind von beträchtlicher Bedeutung für die Entstehung von Angststörungen und der Posttraumatischen Belastungsstörung.

In einer Traumasituation ist die Hippocampus-abhängige Festigung von Informationen über das Ereignis eventuell beeinträchtigt, sodass das deklarative Gedächtnis hinsichtlich des Ereignisses vermindert ist. Jedoch entsteht vermutlich eine robuste, Amygdala-abhängige autonome Konditionierung. Demzufolge gibt es wahrscheinlich eine überschießende autonome Angstreaktion ohne irgendeine bewusste Kenntnis über die Ursache, wenn eine erneute Exposition zu Trauma-assoziierten Stimuli stattfindet (vgl. Sapolsky, 2004).

Literatur

Bauer, J. (2002). *Das Gedächtnis des Körpers – Wie Beziehungen und Lebensstile unsere Gene steuern.* Frankfurt am Main: Eichborn.

Devinsky, O. & D'Esposito, M. (2004). *Neurology of cognitive and behavioral disorders.* New York: Oxford University Press.

Fuster, J.M. (1995). *Memory in the cerebral cortex – an empirical approach to neural networks in human and nonhuman primate.* London: MIT Press Cambridge MA.

Gianaros, P.J. & O'Connor, M.-F. (2011). Neuroimaging methods in human stress science. In R.J. Contrada & A. Baum (Eds.), *The handbook of stress science: biology, psychology, and health* (pp. 543–563). New York: Springer.

Gutman, D.A. & Nemeroff, C.B. (2011). Stress and depression. In R.J. Contrada & A. Baum (Eds.), *The handbook of stress science: biology, psychology, and health* (pp. 345–357). New York: Springer.

Kandel, E. (2018): *Was ist der Mensch? Störungen des Gehirns und was sie über die menschliche Natur verraten.* München: Siedler.

LeDoux, J. (2003). *Das Netz der Persönlichkeit – Wie unser Selbst entsteht.* Zürich: Walter.

Post, R.M. (2000). Neural substrates of psychiatric syndromes. In M.-M. Mesulam (Ed.), *Principles of behavioral and cognitive neurology* (p. 413). New York: Oxford University Press.

Roth, G. & Strüber, N. (2014). *Wie das Gehirn die Seele macht.* Stuttgart: Klett-Cotta.

Rüegg, J.C. (2014). *Gehirn, Psyche und Körper – Neurobiologie von Psychosomatik und Psychotherapie.* Stuttgart: Schattauer.

Sapolsky, R.M. (2004). Stress and cognition. In M.S. Gazzaniga (Ed.), *The cognitive neurosciences* (3rd ed., pp. 1031–1042). Cambridge MA: MIT Press.

Swaab, D. (2017). *Unser kreatives Gehirn – Wie wir leben, lernen und arbeiten.* München: Droemer.

4 Die Empfehlungen des Schweizer Expertennetzwerks Burn-out

„Psychotherapy is a metacognitive vantage point with the potential to add self-awareness to our story."

„Psychotherapie ist ein metakognitiver Aussichtspunkt mit der Möglichkeit, unserer Geschichte Selbsterkenntnis hinzuzufügen."
Louis Cozolino[4]

Die 2016 formulierten Therapieempfehlungen des Schweizer Expertennetzwerks Burn-out (SEB) unter Federführung von Barbara Hochstrasser und Martin Keck nennen zur Psychotherapie von Burn-out u.a. Folgendes: „Die Psychotherapie konzentriert sich vorzugsweise auf ... die Befähigung zu einer *sinnerfüllten Lebensweise*, die sich auf die für die persönliche Identität wichtigen Werte und Ziele und den daraus hergeleiteten Lebensentwurf bezieht. ... Die Ergänzung der Therapie durch einen ressourcenorientierten Ansatz ist sinnvoll bei Verkümmerung der zur Selbstregulation und *persönlichen Werteerfüllung* verfügbaren *Ressourcen* oder des entsprechenden Ressourceneinsatzes. Grundthemen sind dabei im Allgemeinen die fast ausschließliche Beschäftigung mit leistungsorientierten Zielen, Unfähigkeit, sich einer persönlich sinnhaften, nicht arbeitsbezogenen Tätigkeit zu widmen, und Vernachlässigung von persönlichen Ressourcen und Werten wegen Zeitmangels. ... Zudem fordert die Auseinandersetzung mit der *Sinnfrage* die Reflexion über die eigene Existenz und ihre Begrenztheit heraus. Daraus kann eine verstärkte Suche nach *Orientierung an ethischen Werten* oder nach einer spirituellen beziehungsweise religiösen Verwurzelung entstehen. *Achtsamkeitsbasierte Verfahren* unterstützen die Selbstreflexion und Auseinandersetzung mit existentiellen Themen" (Hochstrasser, 2016, S. 565–566).

4 Cozolino, 2016, S. 250.

Das Schweizer Expertennetzwerk Burn-out formulierte ohne Zweifel wertvolle therapeutische Ansätze, aber woher nimmt ein engagierter Psychotherapeut das Fachwissen, um solche Themen anzugehen? Immerhin hat sich das Thema Achtsamkeit seit der Entwicklung der Achtsamkeitsbasierten Stressreduktion (MBSR) durch Jon Kabat-Zinn seit 1979 als fester Bestandteil der Burn-out-Behandlung etabliert. Aber wie werden bei existenziellen Fragen nach Werten und Lebenssinn allgemeine Prinzipien vermittelt, ohne mit persönlicher Weltanschauung mehr schlecht als recht zu improvisieren? In den gängigen Lehrbüchern zu Psychiatrie und Psychotherapie bzw. Klinischer Psychologie tauchen zu diesen Fragen keine Konzepte auf. Das Schweizer Expertennetzwerk Burn-out steuert mit seinen Therapieempfehlungen mitten in das Fachgebiet der Positiven Psychologie – vermutlich ohne zu ahnen, dass es sich thematisch um Positive Psychologie handelt und dass die Positive Psychologie als einzige Disziplin überhaupt zu diesen Fragen der gelingenden Lebensführung wissenschaftlich validierte Konzepte erforscht.

Die Ansätze der Positiven Psychologie scheinen für die Behandlung von Erschöpfungsdepression und Burn-out in die richtige Richtung zu weisen. Fragen, die in diesem Zusammenhang auftauchen, sind beispielweise: Was ist hilfreich aus den Grundlagen der Positiven Psychologie? Und was offeriert die Positive Psychotherapie, ein Spezialgebiet der Positiven Psychologie, bei der Behandlung von Erschöpfungsdepression und Burn-out? Welche Behandlungskonzepte der Positiven Psychotherapie haben Tayyab Rashid, Giovanni Fava und Zindel Segal entwickelt? Beziehen sie sich speziell auf die psychische Erkrankung Erschöpfungsdepression und Burn-out? Lässt sich zudem ein Bezug zwischen Positiver Psychotherapie und den beschriebenen neurobiologischen Grundlagen herstellen, d.h., ist die Wirkungsweise der Positiven Psychotherapie neurowissenschaftlich objektivierbar?

Das in der englischsprachigen Literatur und in dem für Psychiater bzw. Klinische Psychologen mehr oder weniger fremden Fachgebiet der Positiven Psychologie versteckte Fachwissen zur Therapie dieses Krankheitsbilds soll nachfolgend in verständlicher und übersichtlicher Form zugänglich gemacht werden.

Literatur

Cozolino, L. (2016). *Why therapy works – using our minds to change our brains*. New York: Norton.

Hochstrasser, B., Brühlmann, T., Cattapan, K., Hättenschwiler, J., Holsboer-Trachsler, E., Kawohl, W. et al. (2016). Therapieempfehlungen des Schweizer Expertennetzwerks für Burnout (SEB) – Burnout-Behandlung. Teil 2: Praktische Empfehlungen. *Swiss Medical Forum, 16* (26–27), 561–566.

5 Psychotherapie bei Erschöpfungsdepression und Burn-out

„Auf der einen Seite steht die akademische Forschung. Sie ist langweilig, misstraut aller Phantasie, verwendet unverständliche Fremdworte, widerspricht aus Prinzip dem gesunden Menschenverstand und gilt daher als seriös. Man erwartet von ihr keinen Aufschluss über lebensrelevante Dinge.“
Norbert Bischof[5]

5.1 Kognitive Verhaltenstherapie

Hierzulande gilt ein vorherrschendes Paradigma, wie Depressionen zeitgemäß zu behandeln seien: der Behandlungsansatz der Kognitiven Verhaltenstherapie (KVT) bei Depressionen nach Martin Hautzinger (wie es z. B. auch im Studiengang Ärztliche Psychotherapie an der Universität Zürich gelehrt wird). Das schematische Vorgehen besteht dabei aus drei Schwerpunkten (vgl. Hautzinger, 2003):

- Aufbau positiver Aktivitäten
- Veränderung von Kognitionen
- Verbesserung sozialer Fertigkeiten

Kognitive Therapie fokussiert auf die Identifizierung und Modifizierung dysfunktionaler Gedanken, letztendlich mit dem Ziel verbesserter Affektregulation. Depressive Patienten neigen dazu, ihre Welt nach absoluten Begriffen zu bewerten sowie Details ohne Zusammenhang zu sehen, und sie erfahren neutrale Äußerungen und Ereignisse als negativ. Häufige depressive Gedanken beinhalten die Erwartung von Versagen trotz vieler früherer Erfolge oder Gedanken von Einsamkeit, auch bei Umgebensein von Freunden und Familie (vgl. Cozolino, 2017, S. 34–52). Im nachfolgenden Kap 12 „Achtsamkeit“ wird das therapeutische Vorgehen am Beispiel der Achtsamkeitsbasierten Kognitiven Therapie anschaulich dargestellt.

---

5 Bischof, 1996, S. 18.

Studien belegen die Wirksamkeit der KVT mit einer Normalisierung der (in Kap 2 beschriebenen) Hirnaktivität bei Depression: Unter kognitiver Verhaltenstherapie zeigte sich eine Zunahme der linksseitigen kortikalen Informationsverarbeitung und eine Hemmung der rechtshemisphärischen und subkortikalen Aktivität. Die Wiederherstellung hemisphärischer Top-down-Regulation bewirkte eine Zunahme an positiver Stimmung, welche den depressiven und beängstigenden Effekten rechtshemisphärischer und subkortikaler Dominanz entgegenwirkt (vgl. Cozolino, 2017, S. 34–52).

Kognitive Therapie ist eigentlich eine „emotional-kognitive" Therapie, denn emotionale, oft unbewusste Zustände bedingen weitestgehend die kognitiven Zustände im Gehirn und nicht umgekehrt. Neuere Studien präzisieren, dass die emotional bedeutsamen, kortikalen Hirnregionen (orbitofrontaler, ventromedialer und anteriorer cingulärer Kortex) auf der Ebene des Bewusstseins die wichtigsten Ansatzpunkte einer therapeutischen Umstrukturierung sind (nicht der dorsolaterale präfrontale Kortex), was sich dann in Veränderungen ihrer Aktivität ausdrücken kann (vgl. Roth, 2014, S. 365–369). Die beste therapeutische Wirkung resultiert aus hinterfragenden Gedanken und Ermutigung zu neuen Verhaltensweisen in Kombination mit einer empathischen therapeutischen Beziehung (vgl. Cozolino, 2017, S. 34–52).

Eine solche therapeutische Beziehung und der Glaube des Patienten, Hilfe zu erhalten, führt zu einer Erhöhung des Oxytocinspiegels und einer dadurch erhöhten Ausschüttung von endogenen Opioiden und Serotonin sowie zu einer Senkung des Stresshormonspiegels (vgl. Roth, 2014, S. 365–369). Bei *chronischen Depressionen* nach emotionaler Vernachlässigung, d.h. Verletzung des Bindungsbedürfnisses in der Kindheit, sind alleinige Versuche einer kognitiven Umstrukturierung nicht ausreichend wirksam. Hier helfen neben der Thematisierung der Bindungserfahrungen in der Kindheit vor allem heilsame Beziehungserfahrungen (mit Wirkung auf die emotional bedeutsamen, kortikalen Hirnregionen) durch mehrere Personen des Behandlungsteams. Dieser Ansatz nach James McCullough nennt sich etwas umständlich Cognitive Behavioral Analysis System of Psychotherapy (CBASP) (vgl. Brakemeier, 2012).

5.2 Wohlbefinden

Positive Psychotherapie basiert ursprünglich auf Martin Seligmans Konzept von Glück und Wohlbefinden, das er insbesondere in dem Werk „Authentic Happiness" (2002) und weiterentwickelt in „Flourish" (2011) dargestellt hat. Bei diesem

Konzept menschlicher Grundbedürfnisse sind fünf Komponenten relevant, der erste Buchstabe jeder Komponente formt das Kürzel PERMA: Positive Emotion, Engagement, Relationships, Meaning und Achievement (siehe **Tabelle 5-1**). Dieses Konzept lässt sich im Kern mit drei Lebensstilen anschaulich beschreiben: Der vergnügliche Lebensweg/The Pleasant Life, der engagierte Lebensweg/The Good Life und der sinnbestimmte Lebensweg/The Meaningful Life (vgl. Seligman, 2002, 2011).

Von besonderer Bedeutung sind der engagierte und der sinnbestimmte Lebensweg, denn es geht bei diesen beiden darum, die größten eigenen Stärken (Signaturstärken) zu identifizieren und einzusetzen, um *Flow* zu erleben bzw. um etwas zu dienen, das wir größer als unser Ich einschätzen (vgl. Seligman, 2011). Zwischen Depression und Lebenssinn besteht ein spezieller Zusammenhang, denn es gehört zu den Symptomen der Depression, eine existenzielle Hoffnungslosigkeit zu erfahren bzw. in eine Sinnkrise zu geraten (vgl. Kap 2.2 über Phänomenologie).

Die hervorragende Anwendbarkeit der Theorie des authentischen Glücks nach Seligman (PERMA) ergibt sich aus ihrer Einfachheit. Diese Theorie ist nicht unanfechtbar, jedoch geht es bei der therapeutischen Arbeit mit Patienten nicht um Spitzfindigkeiten, sondern um eine klare Vision des gelingenden Lebens. So sind z.B. die einzelnen Elemente nicht völlig unabhängig voneinander. Flow, die Freude am Tun, entsteht beim Engagement, beim Aufgehen in einer Sache, aber ggf. auch bei sinnstiftenden Tätigkeiten. Sinn entsteht wiederum oft durch das Sorgen für andere, d.h. durch positive Beziehungen. Bei den Bergbauern im Aostatal (siehe das Beispiel in Kap. 1 „Arbeit") scheinen diese Elemente untrennbar verwoben zu sein, und vielleicht liegt darin das besondere Glück dieser Menschen.

Der Faktor „Positives Gefühl/Positive Emotion", der Teil des PERMA-Modells ist, muss zunächst etwas genauer erläutert werden, denn er ist nicht völlig selbst-

Tabelle 5-1: PERMA-Modell (nach Seligman, 2011).

1. Positives Gefühl	**P**OSITIVE EMOTION
2. In einer Sache aufgehen/Flow	**E**NGAGEMENT
3. Positive Beziehungen	**R**ELATIONSHIPS
4. Sinn	**M**EANING
5. Zielerreichung	**A**CHIEVEMENT

erklärend. Seligman zielt damit auf den Lebensstil des Pleasant Life im Sinne hedonistischer Glücksgefühle, d.h. in Abgrenzung zum eudaimonischen Glück, welches auf tugendhafter Lebensführung basiert. Angenehme, hedonistische Erfahrungen (Seligman erwähnte in einem TED-Talks-Video als Beispiel Vanille-Eiscreme) lösen demnach positive Emotionen aus – allerdings ist dies auch bei den anderen Faktoren des PERMA-Modells der Fall. Dies ist (evolutionsbiologisch) essenziell, damit auch höhere Ziele mit intrinsischer Motivation verfolgt werden. So fühlt sich die Erinnerung an Flow zweifellos angenehm an und macht glücklich, Sinn kann beispielsweise ein Gefühl der Zufriedenheit bewirken, Zielerreichung kann die Gefühle Stolz oder Selbstvertrauen auslösen und positive Beziehungen bewirken Vertrauen und Zuneigung oder sogar Liebe, das schönste Gefühl überhaupt. So betrachtet steht das P in PERMA also insgesamt vor allem für „Pleasure".

Ein anderer von Seligman sorgfältig gewählter Begriff ist „Wohlbefinden", das in Richtung Aufblühen des Einzelnen und tugendhafte Selbstverwirklichung zielt. Seligman erklärt, warum er hier den griffigen Begriff „Glück" verlassen hat: Glück beziehe sich zu sehr auf eine fröhliche Stimmung, eine heitere Gemütsverfassung, welche mit Engagement und Sinnfindung nicht unbedingt zusammenhängt (vgl. Seligman, 2011). Daniel Kahneman unterscheidet darüber hinaus Wohlbefinden und Lebenszufriedenheit. So finde sich z.B. bei einem Haushaltseinkommen über 75000 Dollar ein Sättigungsniveau, ab dem das erlebte Wohlbefinden auch bei höherem Einkommen nicht weiter ansteige. Dennoch bewirke ein noch höheres Einkommen eine höhere Lebenszufriedenheit (vgl. Kahneman, 2012, S. 482–489). Als weiteres Beispiel sei die Gründung einer Familie genannt; kleine Kinder fördern nicht immer das Wohlbefinden der Eltern, aber sie können zu deren erhöhter Lebenszufriedenheit beitragen.

Im Übrigen wird Lebenszufriedenheit weitgehend von dem genetisch verankerten Temperament bestimmt. Sonja Lyubomirsky fand heraus, dass 50 Prozent unseres Glücksniveaus durch einen genetisch festgelegten Fixpunkt bestimmt werden. Dieser Fixpunkt ist eine Art Nullpunkt, zu dem wir nach großen Enttäuschungen oder Triumphen immer wieder zurückkehren. Die gute Nachricht ist, dass nur etwa 10 Prozent unseres Glücksniveaus von äußeren Umständen abhängen und dass wir folglich 40 Prozent Spielraum haben, um unser Glück durch unsere alltäglichen Handlungen und Gedanken zu vergrößern oder zu verkleinern (vgl. Lyubomirsky, 2008, S. 30–34) (siehe **Abbildung 5-1**). Nach Diener und Mitarbeitern sind insbesondere diejenigen Personen, die sich bewusst mit Lebensproblemen auseinandersetzen, zufriedener als diejenigen, die diese Probleme verdrängen (vgl. Diener, 2006).

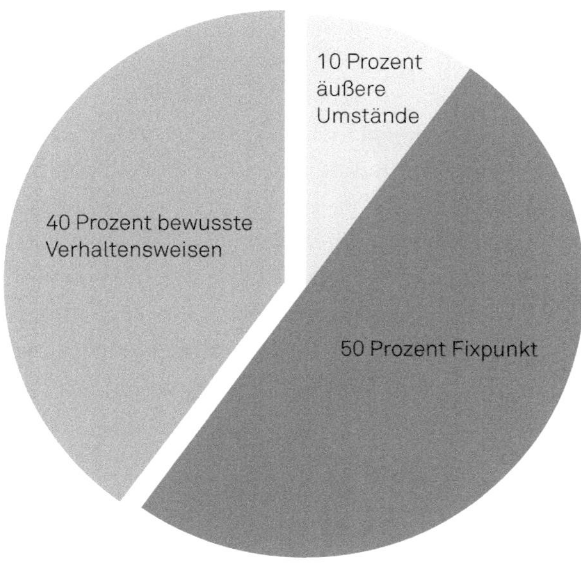

Abbildung 5-1: Wir haben 40 Prozent Spielraum, um unser Glücksniveau durch unsere alltäglichen *Handlungen* und *Gedanken* zu vergrößern oder zu verkleinern (Sonja Lyubomirsky, 2008, S. 31. Mit freundlicher Genehmigung von Campus Verlag).

5.3 Die Klassifikation der Charakterstärken und Tugenden

Christopher Peterson hat auf der Grundlage umfassender philosophischer Recherchen eine allgemein gültige Klassifikation der Charakterstärken und Tugenden (Values in Action Classification of Strengths [VIA]) erstellt. Das grundlegende Werk *Character Strengths and Virtues – A Handbook and Classification* (Peterson & Seligman, 2004) existiert bisher allerdings nur in englischer Sprache. Petersons bahnbrechende Arbeit über Charakterstärken erweitert die Möglichkeiten der Psychotherapie um ein äußerst hilfreiches Spektrum. Die VIA umfasst die Kardinaltugenden Weisheit und Wissen, Mut, Menschlichkeit, Gerechtigkeit, Mäßigung und Transzendenz. Diese Tugendbereiche werden wiederum in spezifischere Teilaspekte bzw. Stärken unterteilt (siehe Tabelle A-1 im Anhang). Mit dem Values in Action Inventory of Strengths (VIA-IS) wurde außerdem ein Fragebogen entwickelt, der die Ausprägungen einer Person in den definierten 24 Charakterstärken erfassen kann. In mehreren Studien mit dem VIA-IS konnte gezeigt werden, dass diese 24 Stärken (mit Ausnahme von Bescheidenheit) alle positiv mit Lebenszufriedenheit korrelieren. In allen Studien zeigte sich zudem durchgehend, dass besonders fünf Stärken eine durchgehend hohe Korrelation zu Lebenszufriedenheit aufweisen; es sind dies Bindungsfähigkeit, Hoffnung, Dankbarkeit, Neugier und Enthusiasmus (vgl. Ruch, 2011a, 2011b).

5.4 Positive Psychotherapie

Tayyab Rashid entwickelte als Mitarbeiter von Martin Seligman an der Universität von Pennsylvania in Philadelphia ein Behandlungsschema für depressive Patienten mit 14 Sitzungen, welches sich die Klassifikation der 24 Charakterstärken (siehe Tabelle A-1 im Anhang) und das PERMA-Modell (siehe Tabelle 5-1) zunutze macht. Die zentrale Hypothese lautet, dass der Aufbau von positiven Emotionen, Stärken und Lebenssinn die traditionelle Psychotherapie depressiver Patienten ergänzt und die Patienten dabei unterstützt, schwierige Zeiten zu überwinden. Positive Psychotherapie ist sozusagen eine „build-what's-strong"-Ergänzung zu dem traditionellen „fix-what's-wrong"-Vorgehen.

Insbesondere eine traditionelle, langwierige Fokussierung und tiefe Analyse von vermeintlichen Schwächen bzw. Störungen kann bisweilen mehr Schaden anrichten als Nutzen bringen und dem Selbstbild sowie der Hoffnung auf Genesung bei den Patienten erheblich schaden. Patienten berichten, wie sie gerade durch den Fokus auf die eigenen Stärken das eigene Selbstwertgefühl wiederaufrichten konnten (vgl. Russmann, 2018). Wenn der Psychotherapeut das Gedankengebäude der Positiven Psychologie verinnerlicht, kommt es zu einer neuen, wertschätzenderen Geisteshaltung den Patienten gegenüber. Die Auswirkungen in der klinischen Praxis sind so eindrucksvoll, dass mit wenig Übertreibung von einem Paradigmenwechsel der Psychotherapie gesprochen werden kann.

Positive Psychotherapie kann in drei Phasen eingeteilt werden. Die erste Phase fokussiert auf die Situation des Patienten mit allen Problemen, aber eben auch auf die Erforschung seiner Stärken. Diese Stärken werden mit persönlich bedeutsamen Zielen verbunden. Die mittlere Phase fokussiert auf die Kultivierung positiver Emotionen und die Überwindung negativer Erinnerungen. Die Schlussphase beinhaltet Übungen zur Förderung positiver Beziehungen sowie von Sinnhaftigkeit.

Zunächst werden mit den Patienten Grundprinzipien der Positiven Psychologie besprochen. Dann stellen die Patienten sich dem Therapeuten auf eine positive Weise vor, indem sie eine echte Begebenheit erzählen, welche ihre größten Stärken darstellt. Dadurch werden positive Erinnerungen aktiviert, welche wiederum Einfluss auf die Stimmungslage haben.

In einem nächsten Schritt werden die Stärken des Patienten ermittelt. Die Patienten lesen zunächst eine kurze Beschreibung der 24 Charakterstärken, allerdings ohne die jeweilige Bezeichnung, und wählen dann fünf Stärken aus, die ihre Persönlichkeit am besten beschreiben. Die Patienten bitten auch zwei nahestehende Personen (Familienmitglied oder Freund), diese Einschätzungen in Bezug auf den Patienten vorzunehmen. Dann füllen die Patienten den umfassenden Online-Fragebogen zur Testung der Charakterstärken (Values in Action – VIA) aus. Die deutsche Version findet sich im Internet unter charakterstaerken.org. Die Ergebnisse aus all diesen Quellen werden berücksichtigt, um die fünf größten Stärken – die sogenannten Signaturstärken – zu ermitteln. Signaturstärken vermitteln ein Gefühl des Besitzes und der Authentizität gegenüber der Stärke („Das bin wirklich ich") und ein Gefühl des Verlangens, in Übereinstimmung mit der Stärke zu handeln, d.h. eine intrinsische Motivation, die Stärke zu gebrauchen. Andererseits ist die geringe Ausprägung einer Charakterstärke *nicht* als Schwäche zu interpretieren. Die Patienten werden dann ermutigt, von Erinnerungen, Erfahrungen, Anekdoten, Erfolgen und Fähigkeiten, die ihre Signaturstärken anschaulich illustrieren, zu berichten. So erhalten Patient und Therapeut Informationen über die individuellen Stärken und suchen konkrete Aktivitäten, um diese Stärken für persönlich bedeutsame Ziele einzusetzen.

Die Identifikation mit den eigenen Signaturstärken und deren Anwendung ermöglicht den Patienten, ihre positiven Qualitäten bewusster wahrzunehmen. Damit werden Selbstvertrauen und Resilienz gestärkt, sodass die Patienten psychische Krisen besser bewältigen können. Gerade zur Stabilisierung in Krisensituationen ist ein positiver Fokus als erster Schritt enorm hilfreich, bevor gegebenenfalls verdrängte Konflikte bearbeitet werden können. Albert Banduras Forschungen zur Selbstwirksamkeit haben gezeigt, dass bei Patienten, die von ihren eigenen inneren Stärken überzeugt sind, eine wesentlich höhere Wahrscheinlichkeit für positive Therapieergebnisse besteht (vgl. Schwartz, 2015, S. 25–29).

Der Fokus Positiver Psychotherapie liegt nicht ausschließlich auf den positiven Seiten menschlicher Existenz. Es wäre realitätsfern, sich ein Leben ohne negative Erfahrungen vorzustellen. Positive Psychotherapie leugnet weder negative Emotionen noch ermuntert sie Patienten, die Welt durch eine rosa Brille zu sehen. Unvermeidliche negative Ereignisse werden weder kleingemacht noch verborgen. Sie zielt vielmehr darauf, diese negativen Erfahrungen und ihre Auswirkungen zu erforschen und darin Möglichkeiten für ein psychisches Wachstum zu finden. Es ist wichtig, dass der Therapeut schwierige Erfahrungen nicht trivialisiert. Der Patient soll unterstützt werden, die schwierigen Erfahrungen zu erforschen und zu reflektieren, damit die Situation in positiver Weise verändert werden kann. Je mehr der Patient wieder zu einer positiven Geisteshaltung zurückfinden bzw. seine depressive Sichtweise hinter sich lassen kann, desto besser wird er auch schwierige Lebenssituationen bewältigen können. Ergänzend werden hierbei in der Positiven Psychotherapie alle traditionellen Behandlungskonzepte einbezogen, soweit diese hilfreich erscheinen.

Depressive Burn-out-Patienten wollen in ihrem Elend vor allem wissen, wie eine gelingende Lebensführung wieder funktionieren könnte. Ein klares Konzept für Wohlbefinden und eine gelingende Lebensführung ist dabei die therapeutisch wertvolle Vision, die neue Hoffnung weckt. Ein neutraler Zustand, also lediglich die Abwesenheit von Depression, macht nicht automatisch glücklich und besitzt als Vision, als Ziel einer Therapie wenig heilsame Kraft. Es geht vielmehr um eine erreichbare neue Lebensperspektive, um das Wiedererwachen positiver Emotionen und Gedanken. Wohlbefinden ist gekennzeichnet durch ein hohes Niveau an positiven Emotionen. Die Positive Psychotherapie mit Betrachtung eines erfüllten Lebens und auch die nachfolgend dargestellte Well-Being-Therapie erweisen sich hier in der Behandlung als ausgesprochen wertvoll. Die zugrunde liegenden Konzepte sind trotz ihrer philosophischen Tiefe prägnant formuliert und einfach nachvollziehbar, d.h. auch bei depressiven Patienten mit eventuell beeinträchtigtem kognitivem Funktionsniveau gut vermittelbar.

Um den dringenden klinischen Bedürfnissen der Patienten gerecht zu werden (z.B. Konflikte mit wichtigen Bezugspersonen, Trennungen vom Lebenspartner, berufliche Schwierigkeiten), wird die Positive Psychotherapie maßgeschneidert angewendet. Die Therapiedauer und die Reihenfolge der Inhalte können variiert werden, um sich den Lebensumständen der Patienten anzupassen. Dennoch ist Positive Psychotherapie kein Allheilmittel und nicht für alle Patienten in allen Situationen geeignet.

Die therapeutische Wirksamkeit bei Depressionen bzw. die positiven Auswirkungen der beschriebenen Verhaltensweisen auf Wohlbefinden und Lebensglück wurden mittlerweile mit einer kleinen Anzahl Forschungsstudien gut belegt. Positive Psychotherapie mit schwer depressiven Patienten führte zu einer größeren Symptomverbesserung und zu längeren Remissionsintervallen als symptomorientiertes Treatment-as-usual oder Treatment-as-usual zusammen mit antidepressiver Medikation. Ein ähnliches Ergebnis fand sich bei Positiver Gruppen-Psychotherapie mit leicht- bis mittelschwer depressiven Patienten (vgl. Magyar-Moe, 2009, S. 73–176; Rashid, 2013, 2015a, 2015b, 2018; Seligman, 2006, 2011). Nachfolgend wird die gute therapeutische Wirksamkeit erstmals verständlich gemacht mit einer Hypothese zu den neurobiologischen Mechanismen der Positiven Psychotherapie.

5.4.1 Neurobiologie der Positiven Psychotherapie

Bei der Positiven Psychotherapie fokussieren depressive Patienten auf die eigenen Charakterstärken, aber auch gezielt auf Hoffnung, Dankbarkeit, Vergebung, Beziehungen und bewusstes Genießen bzw. Achtsamkeit. Außerdem wird ein erfülltes Leben betrachtet, das Freude, Engagement und Sinn enthält (vgl. Seligman, 2011).

Ein Blick in Petersons *Character Strengths and Virtues* (Peterson & Seligman, 2004) zeigt, dass die Charakterstärke Vergebungsbereitschaft in den 24 Charakterstärken klassifiziert ist unter der Tugend der Mäßigung (Mäßigung umfasst vier Stärken, die Exzessen entgegenwirken). Die Charakterstärken Hoffnung und Dankbarkeit sind eingeordnet unter der Tugend der Transzendenz (Transzendenz umfasst fünf Stärken, die uns dem Unsichtbaren näherbringen und Sinn stiften). Darüber hinaus sind Hoffnung, Dankbarkeit und Vergebung nicht nur Charakterstärken, sondern auch komplexe positive Emotionen d.h. mit einem kognitiven Anteil vermutlich in der oberen limbischen Ebene (ventromedialer präfrontaler, orbitofrontaler, cingulärer und insulärer Kortex) verankert.

Im Abschnitt über kognitive Verhaltenstherapie wurde dargelegt, dass die emotional bedeutsamen, kortikalen Hirnregionen (orbitofrontaler, ventromedialer und anteriorer cingulärer Kortex) auf der Ebene des Bewusstseins die wichtigsten Ansatzpunkte einer therapeutischen Umstrukturierung sind (nicht der dorsolaterale präfrontale Kortex). Positive Psychotherapie wirkt somit auch speziell auf diese emotional bedeutsamen, kortikalen Hirnregionen, weil Hoffnung, Dankbarkeit und Vergebung als komplexe Emotionen in der oberen limbischen Ebene verankert sind. Positive Psychotherapie zielt also auf Veränderungen in tief liegenden Netzwerken des limbischen Systems.

Im Abschnitt zur Asymmetrie-Hypothese der Emotionsverarbeitung wurde weiterhin dargestellt, dass der linksseitige Frontalkortex stärker bei der Verarbeitung positiver Emotionen und der rechtsseitige Frontalkortex stärker bei der Verarbeitung negativer Emotionen aktiviert ist. Bei depressiven Patienten findet sich im EEG eine Reduktion der Aktivität im linksseitigen Frontalkortex, d.h. die Verarbeitung positiver Emotionen ist bei depressiven Patienten reduziert oder blockiert. Mit diesen Befunden im Einklang wird vermutet, dass klinische Depression nicht nur mit der Zunahme negativer Gemütszustände, sondern auch mit der Abnahme einer positiven Stimmungslage einhergeht.

Daraus folgt, dass die Positive Psychotherapie mit ihrer Fokussierung auf positive Inhalte und positive Emotionen die linke Hemisphäre aktiviert und dadurch der depressiven Dysregulation entgegenwirkt. Problemorientierte Psychotherapie ist hingegen darauf ausgerichtet, der Zunahme negativer Stimmungen in der rechten Hemisphäre entgegenzuwirken, z.B. durch kognitive Umstrukturierung. Auch unter herkömmlicher kognitiver Verhaltenstherapie zeigte sich eine Zunahme der linksseitigen kortikalen Informationsverarbeitung und eine Hemmung der rechtshemisphärischen und subkortikalen Aktivität, möglicherweise handelt es sich hier um relative Effekte, wenn die Aktivitäten der linken und rechten Hemisphäre verglichen werden. Diese Überlegungen werden bereits durch eine kleine Anzahl neuerer Studien untermauert. Einige Studien haben z. B. die Regionen identifiziert, die an kognitiver Neubewertung beteiligt sind. Es zeigte sich, dass eine Herunterregulation negativer Emotionen den rechten lateralen präfrontalen und den lateralen orbitofrontalen Kortex aktiviert. Zunehmende positive Emotionen aktivieren Regionen des linken lateralen präfrontalen und dorsomedialen präfrontalen Kortex (vgl. McRae, 2016). Um die hemisphärische Dysbalance der Depression ins Lot zu bringen, ergänzen sich Positive Psychotherapie und problemorientierte Psychotherapie auf ideale Weise und sollten für eine effiziente Therapie gemeinsam angewendet werden. Wie nachfolgend in Kap. 12 „Achtsamkeit" beschrieben, bewirkt auch Meditation (und übrigens auch transkranielle Magnetstimulation zur Depressionsbehandlung (vgl. Padberg, 2007)) einen antidepressiven Shift der Hirnaktivität zur linken Hemisphäre.

5.5 Well-Being-Therapie

Giovanni Fava entwickelte das Konzept der Well-Being-Therapie. Deren Ziel ist es, bei Patienten hinsichtlich sechs Domänen psychologischen Wohlbefindens, die von Carol Ryff 1989 definiert wurden, eine Verbesserung zu erreichen. Die sechs Domänen sind:

1. Umweltbewältigung
2. Persönliche Entwicklung
3. Lebenssinn
4. Autonomie
5. Selbstakzeptanz
6. Positive Beziehungen

Die therapeutischen Techniken beinhalten kognitive Umstrukturierung automatischer Gedanken, Planung von Aktivitäten, die Erfahrungen von Selbstwirksamkeit und Vergnügen generieren, Selbstbehauptungstraining und Problemlösetraining. Die Patienten werden angeleitet, gegenwärtige und frühere Erfahrungen von Wohlbefinden zu identifizieren und ein Tagebuch über Erfahrungen des Wohlbefindens zu führen. In der nächsten Phase lernen die Patienten, Gedanken und Überzeugungen zu erkennen, die Erfahrungen von Wohlbefinden entweder unterstützen oder behindern. Am Ende wird thematisiert, wie Patienten ihre Fähigkeiten zu den sechs Dimensionen des Wohlbefindens verbessern können

(Fava, 2016, S. 75–90; Magyar-Moe, 2014). Obwohl zu dieser Methode noch keine Vorher-nachher-Gehirnscans vorliegen, deutet alles darauf hin, dass sich damit eine Stärkung des präfrontalen Kortex und seiner Verknüpfungen zum ventralen Striatum erreichen lässt (vgl. Davidson, 2012, S. 357). Giovanni Fava hat 2016 ein detailliertes Behandlungsmanual der Well-Being-Therapie herausgegeben, in welches auch seine klinischen Erfahrungen als Psychiater eingeflossen sind. Fava stellt die Well-Being-Therapie in einen größeren Gesamtkontext und nimmt Bezug auf weitere Elemente einer modernen Depressionsbehandlung.

Bei schweren depressiven Episoden kann mit Psychotherapie erst begonnen werden, nachdem durch *Antidepressiva* ein ausreichendes kognitives Funktionsniveau wiederhergestellt wurde. Andererseits sollten Antidepressiva nicht länger als unbedingt nötig verabreicht werden, sondern innerhalb des Konzepts der sequenziellen Behandlung eingesetzt werden: Psychopharmakotherapie in der akuten depressiven Episode, gefolgt von evidenzbasierter Psychotherapie (insbesondere kognitive Verhaltenstherapie) einschließlich Well-Being-Therapie in der restlichen Phase mit langsamem Reduzieren und Absetzen der Antidepressiva. Die Modifizierung des Lebensstils ist entscheidend, um eine anhaltende Rückfallprophylaxe zu erreichen. Giovanni Fava berichtete, wie er von depressiven Patienten manchmal gefragt wird: „Werde ich wieder die Person, die ich früher war?“ und seine Antwort lautet: „Ich hoffe nicht. Sie sollten viel besser werden und aus der Erfahrung lernen“ (vgl. Fava, 2016, S. 75–90).

5.5.1 Balance von Grundbedürfnissen

Giovanni Fava weist auf eine Problematik hin, die in der Literatur zur Positiven Psychologie zuweilen weniger Beachtung findet: Ebenso wie die Übertreibung oder der Mangel an Charakterstärken (siehe Kapitel 5.7 „Depression und Dysregulation von Stärken“) kann sich beim Betroffenen eine Übertreibung oder ein Mangel an *Wohlbefindens-Komponenten* manifestieren. Insbesondere die Übertreibung ist nicht selbsterklärend und im Kontext von Burn-out von besonderer Relevanz.

Bei der Übertreibung der Umweltbewältigung ist die betroffene Person unfähig, sich zu entspannen und Freizeit und Vergnügen zu genießen; sie beschäftigt sich ausschließlich mit Arbeit. Bei der Übertreibung persönlicher Entwicklung ist die Person unfähig, zurückliegende negative Erfahrungen sorgfältig zu reflektieren; sie kultiviert Illusionen, die mit der Realität nicht zusammenpassen, und verfolgt unrealistische Ansprüche. Bei der Übertreibung des Lebenssinnes hat die Person starre Erwartungen; sie ist unfähig, Misserfolge anzuerkennen und Perspektiven und Ziele zu ändern. Bei der Übertreibung von Unabhängigkeit ist die Person unfähig, mit anderen Menschen auszukommen, in einem Team zu arbeiten, von anderen zu lernen; sie ist unfähig, nach Rat oder Hilfe zu fragen. Bei der Übertreibung von Selbstakzeptanz hat die Person Schwierigkeiten, eigene Fehler zuzugeben. Und bei der Übertreibung positiver Beziehungen opfert die Person ihre Bedürfnisse und ihr Wohlbefinden für das Wohlergehen anderer; evtl. spürt sie Schmerz und Leid anderer aufgrund von übertriebener Empathie (vgl. Fava, 2016, S. 46–58; Fava, 2019). Die Richtung der heilsamen Veränderung geht beim Burn-out meistens vom Exzess zurück zur Balance, zu einem ausbalancierten Funktionsniveau zwischen Mangel und Übertreibung.

5.6 Grundbedürfnisse-basierte Psychotherapie

Mit Fokus auf Positive Psychologie ist bei der kognitiven Verhaltenstherapie der Depression der erste Schwerpunkt von speziellem Interesse: der *Aufbau positiver Aktivitäten*, d.h. von Tätigkeiten, die vom Patienten als positiv und angenehm erlebt werden. Ein niedriges Niveau positiver Aktivitäten führt beim depressiven Patienten zu weniger positiven Erlebnissen, wodurch das Leben noch deprimierender erscheint und der Antrieb für Aktivitäten weiter abnimmt, eine abwärtsführende Spirale. Diese Spirale lässt sich durch den systematischen und allmählichen Aufbau positiver Aktivitäten umkehren (vgl. Hautzinger, 2003). Aber welche Aktivitäten sollen das sein? Etabliert hat sich eine Liste mit 236 verschiedenen Aktivitäten, die Patienten können in einer Spalte vermerken, ob die jeweilige Aktivität für sie unangenehm oder neutral, einigermaßen angenehm oder sehr angenehm sei (es gibt auch eine verkürzte Version für ältere Patienten). Hinter dieser unsortierten Auflistung verbirgt sich allerdings kein Konzept. Patienten, die das Niveau ihrer Aktivitäten verbessern wollen, werden eher nach dem Versuch-und-Irrtum-Prinzip losgeschickt.

Der Schweizer Therapieforscher Klaus Grawe hat den genialen therapeutischen Ansatz entwickelt, eine moderne kognitive Therapie an menschlichen Grundbedürfnissen auszurichten (vgl. Grawe, 2004). Eine diesbezüglich erfolgreiche Therapie wirke somit durch „Konsistenzverbesserung“. Er wählte aus den vielen existierenden Konzepten psychischer Grundbedürfnisse die Cognitive-Experiential Self-Theory (CEST) von Seymour Epstein (1990). Diese Theorie benennt vier Grundbedürfnisse:

1. Das Bindungsbedürfnis
2. Das Bedürfnis nach Orientierung und Kontrolle

3. Das Bedürfnis nach Selbstwerterhöhung und Selbstwertschutz
4. Das Bedürfnis nach Lustgewinn und Unlustvermeidung

Doch sind diese Faktoren in der täglichen therapeutischen Arbeit mit Patienten eher sperrig, um Symptome, Persönlichkeitsmerkmale oder Diagnosen herzuleiten bzw. das therapeutische Vorgehen zu planen.

Ein an Grundbedürfnissen bzw. deren Missachtung in der Kindheit ausgerichtetes integratives Konzept zur Behandlung von Persönlichkeitsstörungen, welches im Therapiealltag mit Patienten bestens funktioniert, entwickelte Jeffrey Young mit der Schematherapie (das Konzept des Schemas entstand bereits durch Aaron Beck in den 60er-Jahren des vergangenen Jahrhunderts). Schemata sind hierbei als dauerhaft bestehende, dysfunktionale Erlebensmuster zu verstehen, die den Patienten in seiner aktuellen persönlichen und interpersonellen Entwicklung behindern. Die Schematherapie nennt für die kindliche Entwicklung fünf emotionale Grundbedürfnisse:

1. Sichere Bindung (Schutz, Empathie, Verständnis, Liebe)
2. Autonomie, Kompetenz, Identitätsgefühl
3. Grenzsetzung, Selbstkontrolle
4. Die Freiheit, Emotionen und Bedürfnisse auszudrücken
5. Spontaneität und Spiel

Aus der Verletzung dieser fünf Grundbedürfnisse lassen sich dann 18 maladaptive Schemata in ihren fünf Schemadomänen ableiten, welche auf die verschiedenen Persönlichkeitsakzentuierungen bzw. -störungen hinweisen und mit einem Verständnis der Ursachen auch die Ansätze zur Therapie bereitstellen (vgl. Young, 2012).

Seligman hat zum oben bereits vorgestellten PERMA-Konzept mit seinen Elementen Positive Emotionen, Engagement (in einer Tätigkeit aufgehen/Flow erleben), Beziehungen, Sinn finden und Achievement (Ziele setzen und erreichen) laut mündlicher Überlieferung neu den Faktor Vitalität hinzugefügt. Zeitgleich hat die schweizerische Psychotherapie entdeckt, dass zu einer guten Therapie auch Körperpsychotherapien dazugehören. Gemäß der von Edward Wilson formulierten Biophilia-Hypothese (siehe Kapitel 7 „Öko-Psychosomatik") ließe sich auch noch ein N für Nature ergänzen (vgl. Wilson, 2013, S. 325).

Remo Largo nennt als Grundbedürfnisse körperliche Integrität, Geborgenheit und Zuwendung, soziale Anerkennung und soziale Stellung, Selbstentfaltung, Streben nach Leistung und existenzielle Sicherheit (vgl. Largo, 2017, S. 180–211). Bei Werner Correll sind es soziale Anerkennung, Sicherheit und Geborgenheit,

Vertrauen, Selbstachtung sowie Unabhängigkeit und Verantwortung (vgl. Correll, 1978, S. 32–40). Die Aufzählung verschiedener Wohlbefindensmodelle ließe sich fortsetzen.

Es wird deutlich, dass es für ein einziges, allgemeingültiges Modell von Wohlbefinden bzw. Grundbedürfnissen keine einheitliche Definition gibt, weitere Elemente ließen sich finden und Grundbedürfnisse können sich auch im Laufe des Lebens je nach Alter verändern. Das PERMA-Modell nimmt insofern eine Sonderstellung ein, da es ursprünglich auf Seligmans Arbeit „Authentic Happiness" zurückgeht, d.h. auf die Fragestellung, was Menschen glücklich macht. Dieser Ansatz impliziert somit einen speziellen Bezug bzw. eine Antwort zu der grundlegenden Frage, welches „Antidot" bei Depressionen helfen könnte.

Die tabellarische Übersicht (siehe Tabelle 5-2) zeigt aber auch, dass ein Aspekt bei jedem Konzept der Grundbedürfnisse bzw. des Wohlbefindens genannt wird: das Bedürfnis nach Bindung – offenbar das wichtigste Grundbedürfnis überhaupt. Christopher Peterson hat es so formuliert: *„Suchen Sie das Glück nicht in sich selbst, sondern in Ihren Beziehungen zu anderen"* (Peterson, 2011, S. 19). Oder nach den Worten der Zermatter Bergführerlegende Ulrich Inderbinen (1900–2004): *„Früher war das Leben hart, aber schön. Alle besassen wenig, und jeder hat jedem geholfen"* (Lanz, 2014, S. 176).

Dieses Grundbedürfnis nach bedingungslosem Angenommensein, Liebe und Akzeptanz beginnt bereits im Mutterleib; seine Befriedigung stellt die Grundlage dar für die Entwicklung des Selbst und die Wahrnehmung, in der Welt willkommen zu sein. Diese pränatale und frühkindliche Erfahrung von Wohlbefinden unterstützt das Selbstwertgefühl, das Vertrauen zu anderen sowie die Fähigkeit, sich auch selbst beruhigen zu können. Sichere Bindungen helfen, Erregung und Angst zu regulieren, während unsichere Bindungen dies nicht vermögen. Obgleich sichere Bindungen viele Formen annehmen können, teilen sie alle ein Minimum an Kritik, Konkurrenz und Konflikt. So ist es nicht verwunderlich, dass die Verletzung des wichtigsten Grundbedürfnisses, nämlich einer stabilen Bindung, auch den wichtigsten Risikofaktor für Depressionen darstellt und bei kleinen Kindern am meisten Stress verursacht (vgl. Cozolino, 2016, S. 102; Sills, 2009, S. 131–136).

Umgekehrt bleiben soziale Unterstützung und zwischenmenschliche Beziehungen das ganze Leben hindurch der entscheidende Schutzfaktor gegenüber übersteigerten und potenziell gesundheitsgefährdenden Folgen der Stressreaktionen (vgl. Kap. 3 „Stress und die Entstehung von Depression") (Bauer, 2002, S. 70). Schließlich gehört zu den fünf Stärken mit der höchsten Korrelation zu Lebenszufriedenheit die Bindungsfähigkeit (vgl. Kap. 5.2 „Wohlbefinden") (Ruch, 2011a).

Tabelle 5-2: Grundbedürfnisse und Wohlbefindensmodelle

Seligman (PERMA)	Ryff (Well-Being-Therapie)	Young (Schematherapie)	Epstein (CEST)	Correll	Largo
Positive Beziehungen	Positive Beziehungen	Sichere Bindung	Bindung	Vertrauen	Geborgenheit, Zuwendung
Engagement (Flow)	Persönliche Entwicklung	Autonomie, Kompetenz	Orientierung, Kontrolle	Selbstachtung	Selbstentfaltung
Sinn finden	Lebenssinn	Spontaneität, Spiel	Selbstwert	Sicherheit, Geborgenheit	Körperliche Integrität
Positive Emotionen (Pleasure)	Autonomie	Ausdruck von Emotionen und Bedürfnissen	Lustgewinn	Soziale Anerkennung	Soziale Stellung
Zielerreichung	Umweltbewältigung	Grenzsetzung, Selbstkontrolle		Unabhängigkeit, Verantwortung	Streben nach Leistung
	Selbstakzeptanz				Existenzielle Sicherheit

5.7 Depression und Dysregulation von Stärken

Stärken sind als veränderliche Fähigkeiten zu betrachten, die entwickelt werden können, nicht als eine starre Sache, die entweder anwesend oder abwesend ist. Christopher Peterson entwickelte den originellen Ansatz, die Symptome psychischer Erkrankungen als Fehlen oder Übertreibung von Charakterstärken anzusehen; dieses Vorgehen hat Tayyab Rashid weiterverfolgt. So manifestiere sich z.B. ein Mangel an Hoffnung in alleinigem Gegenwartsbezug, eine Übertreibung in Panglossianismus (ungerechtfertigter Optimismus). Der Mangel an

Dankbarkeit bewirke eine ungerechtfertigte Anspruchshaltung, die Übertreibung führe zu Anbiederung. Mangel an Vergebungsbereitschaft führe zu Erbarmungslosigkeit, ein Zuviel bewirke übermäßige Toleranz (vgl. Rashid, 2015a). Die Aufzählung ließe sich für alle 24 Charakterstärken fortsetzen. Nach diesem Konzept kann Depression u.a. infolge eines Mangels an Hoffnung, Optimismus und Lustempfinden sowie auch anderer Variablen entstehen, siehe **Tabelle 5-3**, (Rashid, 2015b).

Die Ansicht, dass das Fehlen von Charakterstärken eine einleuchtende Ursache für Psychopathologie darstellt, ist durch Studien bestätigt worden. Zum Beispiel werden Depressionen durch niedrige Selbstakzeptanz, abhängige Persönlich-

Tabelle 5-3: Depression und Dysregulation von Stärken (Rashid, 2015b, S. 526; Übersetzung durch den Autor; © 2015 John Wiley & Sons, Inc.)

Manifestation von depressiven Symptomen	Dysregulation von Stärken: Mangel oder Übertreibung
Bedrückte Stimmung, traurig, hoffnungslos (von anderen beobachtet; z.B. wirkt weinerlich), hilflos, langsam, unruhig, gelangweilt	Mangel an: Freude, Vergnügen, Hoffnung und Optimismus, Verspieltheit, Spontaneität, Zielorientierung; Übertreibung: Vorsicht, Bescheidenheit
Vermindertes Vergnügen	Mangel an: Genussfähigkeit, Tatendrang, Neugierde; Übertreibung: Selbstregulation, Zufriedenheit
Ermüdet, verlangsamt	Mangel an: Tatendrang, Wachheit; Übertreibung: Entspannung, Nachsichtigkeit
Verminderte Fähigkeit zu denken oder sich zu konzentrieren und Entschlussunfähigkeit, Grübeln	Mangel an: Bestimmtheit und Entschlossenheit, Urteilsfähigkeit, eigenständigem Denken; Übertreibung: abwägendes Denken
Suizidgedanken, Suizidabsichten	Mangel an: Sinn, Hoffnung, sozialer Verbundenheit, Lösungsfindung; Übertreibung: Unbekümmertheit (defensive Lebensverneinung)
Mangel = verminderte Fähigkeit, eine Charakterstärke anzuwenden; Übertreibung = Übertreibung der Stärke nicht zu betrachten als eine Übertreibung von Symptomen	

keitszüge oder Neigung zum Einzelgängertum begünstigt. Umgekehrt erleichtert die Anwesenheit von Charakterstärken wie Optimismus, Sinn für das Schöne und Spiritualität (gemeinsam zugehörig zur Tugend Transzendenz) die Genesung von einer depressiven Episode. So zeigen manche Menschen auch bei großen Belastungen oder Verlusten eine ungewöhnliche Resilienz.

Für eine orientierende Einschätzung kann die Vier-Fronten-Befragung („four-front-assessment“) hilfreich sein:

1. Welche Unzulänglichkeiten tragen Patienten zu ihren Problemen bei?
2. Welche Stärken bringen Patienten mit, um ihr Leben erfolgreich zu meistern?
3. Welche Umgebungsfaktoren stellen Hindernisse für ein gesundes Funktionieren dar?
4. Welche Umgebungsfaktoren bringen das positive Funktionieren der Patienten zur Geltung?

Im therapeutischen Prozess sollen die Burn-out-Patienten nicht nur ihre Stärken kennen, sondern reflektieren, wo diese im Detail zu viel oder zu wenig eingesetzt werden. Die genauere Kenntnis von Stärken und Schwächen zeichnet ein differenzierteres Bild der Situation als der alleinige Fokus auf ICD-10-Symptome. Und Störungen können wie bereits erwähnt als Mangel oder Übertreibung von Stärken gesehen werden. Bei der Identifizierung von Stärken geht es jedoch nicht darum, negative Erfahrungen wie Missbrauch, Vernachlässigung oder Leiden zu bagatellisieren oder zu maskieren (vgl. Rashid, 2015b).

5.7.1 Stärkenorientierte Psychotherapie

Die Annahme, dass das Fehlen von Charakterstärken eine einleuchtende Ursache für Psychopathologie darstellt, wurde, wie bereits zuvor erwähnt, durch Studien bestätigt. Dahinter steht die vertraute klinisch-empirische Erfahrung, dass Depression eine hohe Komorbidität mit Persönlichkeitsakzentuierungen oder -störungen zeigt bzw. durch diese wesentlich begünstigt wird.

Für das therapeutische Vorgehen und die Therapieplanung ist dabei wichtig zu beurteilen, ob die Dysregulation von Stärken bei den betroffenen Patienten infolge fest verwurzelter Charaktermerkmale auftritt oder infolge einer vorübergehenden depressiven Episode (bzw. aus einer Kombination dieser Ursachen). Diese Unterscheidung ist relevant für die Richtung des kausalen Zusammenhangs zwischen Depression und Dysregulation von Stärken (siehe **Abbildung 5-2**). Jedoch

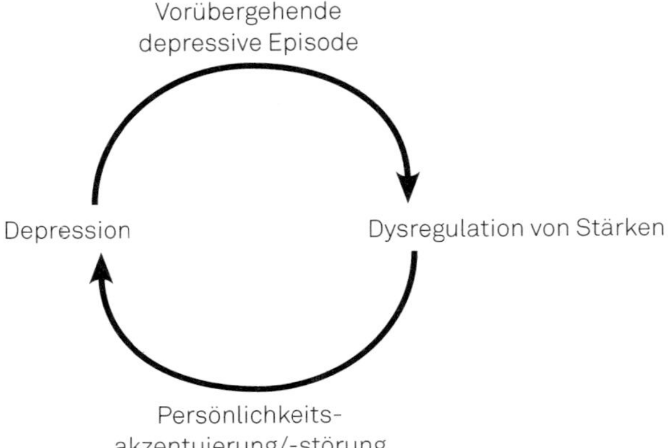

Abbildung 5-2: Kausalität zwischen Depression und Dysregulation von Stärken

erfolgt beim stärkenorientierten Ansatz hinsichtlich der Entstehung von Charaktermerkmalen keine Differenzierung zwischen biografisch verstehbarer, individueller Entwicklung von fest verankerten Merkmalen und reaktiver Veränderung durch eine depressive Episode, z. B. ausgelöst durch Belastungen am Arbeitsplatz. So ist beispielsweise ein niedriges Selbstwertgefühl ein typischer Risikofaktor für Depressivität, aber eine depressive Episode führt auch zu einem vorübergehend verminderten Selbstwertgefühl.

Es stellt sich unweigerlich die Frage, ob die 24 Charakterstärken der VIA und die fünf Grundbedürfnisse der PERMA-Theorie in einem einzigen Modell zusammengefasst, d. h. einander zugeordnet werden sollten, einem Modell also, das aufzeigen könnte, welche Charakterstärken die Erfüllung von Grundbedürfnissen unterstützen. Seligman hat hier bereits elegant eine individuelle Verbindung hergestellt mit der Aufforderung, die eigenen Signaturstärken für Engagement und Meaning einzusetzen.

Eine neue Zürcher Studie (Ruch, 2019; Wagner, 2019) konnte nun aufzeigen, wie die 24 Charakterstärken mit einer Orientierung zu den fünf PERMA-Komponenten zusammenhängen. Damit wurde die Vermutung bestätigt, dass Charakterstärken die erforderlichen Fähigkeiten für Wohlbefinden bzw. ein gelingendes Leben bereitstellen. Diese Zuordnung ist wertvoll für die klinische Praxis, da ersichtlich wird, wie mit dem bewussten Einsatz oder der Förderung bestimmter Charakterstärken auf die verbesserte Erfüllung einzelner Grundbedürfnisse hingearbeitet werden kann. Bei der Studie zeigte sich auch, dass die fünf Stärken mit der höchsten Korrelation zu Lebenszufriedenheit (Neugier, Enthusiasmus, Bindungsfähigkeit, Dankbarkeit und Hoffnung) mit allen PERMA-Orientierungen zusammenhängen (siehe **Tabelle 5-4**). Diese fünf Stärken können trainiert werden. Entsprechend fanden die stärkenbasierten Interventionen für Hoffnung und Dankbarkeit Beachtung bei der Konzeption der Positiven Psychotherapie und werden im zweiten Teil des Buches eingehend diskutiert, ebenso wie die Interventionen aller fünf PERMA-Dimensionen – u.a. mit Bezug auf Neugier, Ausdauer, Enthusiasmus, Mitgefühl, Sinn für das Schöne und Spiritualität.

Es lassen sich allerdings Einwände finden, den Mangel oder die Übertreibung von Stärken so unmittelbar und ursächlich mit den ICD-10-Diagnosen Affektive Störungen, Angststörungen, PTSD, ADHS und Persönlichkeitsstörungen in Verbindung zu bringen, wie es von Tayyab Rashid und Martin Seligman vorgeschlagen wurde (Rashid, 2015b, 2018). Diese Liste der psychiatrischen Krankheitsbilder und der Dysregulation von Stärken – aus der hier nur ein kleiner Ausschnitt zum Thema Depression vorgestellt wurde (vgl. Kap. 5.7 „Depression und Dysregulation von Stärken") – wird von einer einzigen theoretischen Idee geleitet und befindet sich weit entfernt von einer neurobiologischen Sichtweise. Am ehesten überzeugt dieser Ansatz bei den Persönlichkeitsstörungen, da die Charakterstärken Bestandteil der Persönlichkeit eines jeden Menschen sind.

Tabelle 5-4: Zusammenhang der 24 Charakterstärken mit einer Orientierung zu den fünf PERMA-Komponenten, erstellt von Lisa Wagner, Fabian Gander, René T. Proyer und Willibald Ruch im Rahmen des „1ter VIA-Anwendertag" vom 15. März 2019, mit deren freundlicher Genehmigung.

Genuss	In einer Sache aufgehen	Positive Beziehungen	Sinn	Zielerreichung
Enthusiasmus	Kreativität	Bindungsfähigkeit	Neugier	Weisheit
Hoffnung	Neugier	Freundlichkeit	Weisheit	Ausdauer
Humor	Liebe zum Lernen	Teamwork	Soziale Intelligenz	Enthusiasmus
	Ausdauer		Sinn für das Schöne	
	Enthusiasmus		Dankbarkeit	
	Führungsvermögen		Spiritualität	
	Selbstregulation			

Die Bestimmung der Charakterstärken und Tugenden mittels VIA-IS, die über eine übliche Einschätzung des Patienten mit Kenntnis der Vorgeschichte (Psychostatus und Anamnese) weit hinausgeht, kann als ein tiefgründiges Vorgehen im Sinne der philosophisch-phänomenologischen Tradition angesehen werden (vgl. Kap. 2.2 „Phänomenologie"), damit der Therapeut die Situation des Patienten umfassender als üblich – und auch der Patient sich selbst – versteht. Der Thematisierung der Charakterstärken und Tugenden in der therapeutischen Arbeit mit Patienten wohnt per se eine positive Kraft und philosophische Schönheit inne. Diese sollte nicht unbedingt darauf reduziert werden, lediglich Diagnosen-relevante Symptome zu erfassen.

5.8 Das Vier-Ebenen-Modell der Persönlichkeit

Die Hirnforschung geht gemeinsam mit der Persönlichkeitspsychologie davon aus, dass praktisch das gesamte Gehirn an der Bildung der Persönlichkeit beteiligt ist. An dieser Stelle sei das Vier-Ebenen-Modell der Persönlichkeit vorgestellt (Roth, 2009, S. 88–95). Möglicherweise lassen sich in einer Weiterentwicklung dieses Modells eines fernen Tages auch die 24 Charakterstärken der VIA im Gehirn genauer lokalisieren, zum Beispiel mit Untersuchungen zur Topologie semantischer bzw. emotionaler neuronaler Netzwerke (siehe beispielhaft Kapitel 16.4 „Der Mitgefühl-Schaltkreis").

Die untere limbische Ebene des vegetativ-affektiven Verhaltens und die mittlere limbische Ebene der emotionalen Konditionierung, Bewertung und Motivation bilden zusammen das „unbewusste Selbst". Auf bewusster Ebene bildet die obere limbische Ebene in der rechten Hemisphäre das „individuell-soziale Ich", dem das „kognitiv-kommunikative Ich" in der linken Hemisphäre gegenübergestellt wird.

Die limbischen Areale der Großhirnrinde (orbitofrontaler, ventromedialer, anteriorer cingulärer und insulärer Kortex) bilden die Grundlage unserer bewussten individuellen und sozial vermittelten „Ich-Existenz". Läsionen dieser tief liegenden und damit gut geschützten kortikalen Areale sind meistens tragisch, sie führen zu hirnorganischen Persönlichkeitsveränderungen. Der anteriore cinguläre Kortex in dieser oberen limbischen Ebene ist grundlegend an der Entstehung von Empathie beteiligt (Details zur Empathie siehe Kapitel 16.2). Die kognitiv-kommunikative Ebene ist am weitesten von der Persönlichkeit und von der Handlungssteuerung entfernt (siehe **Abbildung 5-3**).

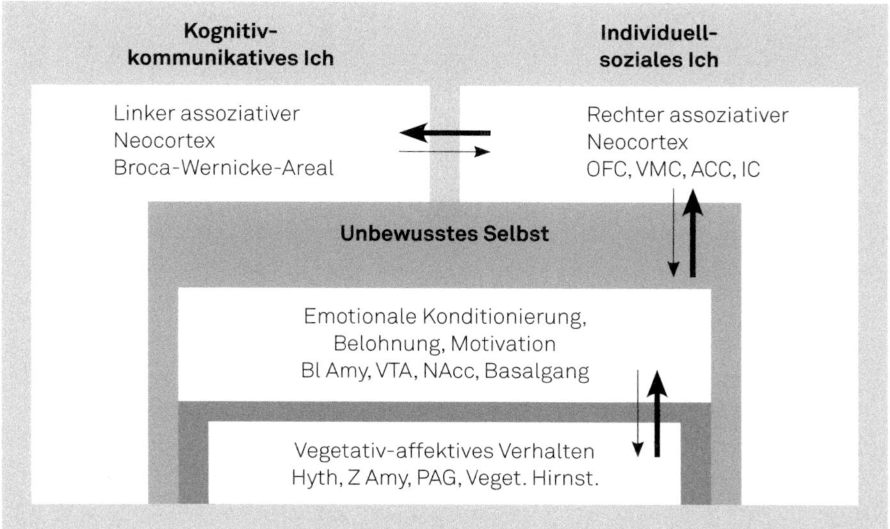

Abbildung 5-3: Vier-Ebenen-Modell der Persönlichkeit nach Gerhard Roth . Die untere limbische Ebene des vegetativ-affektiven Verhaltens und die mittlere limbische Ebene der emotionalen Konditionierung, Bewertung und Motivation bilden zusammen das „unbewusste Selbst". Auf bewusster Ebene bildet die obere limbische Ebene in der rechten Hemisphäre das „individuell-soziale Ich", dem das „kognitiv-kommunikative Ich" in der linken Hemisphäre gegenübergestellt wird. Die Dicke der Pfeile gibt die Stärke der Beeinflussung der Ebenen untereinander an. Abkürzungen: ACC = Anteriorer cingulärer Cortex; Basalgang = Basalganglien; Bl Amy = Basolaterale Amygdala; Hyth = Hypothalamus; IC = Insulärer Cortex; NAcc = Nucleus accumbens; PAG = Periaquäduktales Grau; OFC = Orbitofrontaler Cortex; Veget. Hirnst. = Vegetative Hirnstammzentren; VMC = Ventromedialer (präfrontaler) Cortex; VTA = ventrales tegmentales Areal; Z Amy = Zentrale Amygdala (Roth, 2009, S. 91, mit freundlicher Genehmigung von Klett-Cotta, Stuttgart).

Literatur

Bischof, N. (1996). *Das Kraftfeld der Mythen – Signale aus der Zeit, in der wir die Welt erschaffen haben*. München: Piper.

Brakemeier, E.-L. & Normann, C. (2012). *Praxisbuch CBASP*. Weinheim: Beltz.

Correll, W. (1978). *Menschen durchschauen und richtig behandeln – Psychologie für Beruf und Familie*. München: mvg.

Cozolino, L. (2016). *Why therapy works – using our minds to change our brains*. New York: Norton.

Cozolino, L. (2017). *The neuroscience of psychotherapy – healing the social brain*. New York: Norton.

Davidson, R. & Begley, S. (2012). *Warum wir fühlen, wie wir fühlen: Wie die Gehirnstruktur unsere Emotionen bestimmt – und wie wir darauf Einfluss nehmen können*. München: Arkana.

Diener, E., Lucas, R.E. & Scollon, C.N. (2006). Beyond the hedonic treadmill. *American Psychologist, 61*, 305–314. http://doi.org/10.1037/0003-066X.61.4.305

Epstein, S. (1990). Cognitive-experiential self-theory. In L.A. Pervin (Ed.), *Handbook of personality: Theory and research* (pp. 165–192). New York: Guilford.

Fava, G. (2016). *Well-Being therapy – treatment manual and clinical applications*. Basel: Karger. http://doi.org/10.1159/isbn.978-3-318-05822-2

Fava, G. (2019, Juli). *Well-Being Therapy in Depression*. Vortrag, präsentiert am Massachusetts General Hospital International Psychopharmacology Course 2019, Stresa.

Grawe, K. (2004). *Neuropsychotherapie*. Göttingen: Hogrefe.

Hautzinger, M. (2003). *Kognitive Verhaltenstherapie bei Depressionen*. Weinheim: Beltz.

Kahneman, D. (2012). *Schnelles Denken, langsames Denken*. München: Siedler.

Lanz, H. & De Meester, L. (2014). *Ulrich Inderbinen – Ich bin so alt wie das Jahrhundert*. Visp: Rotten.

Largo, R.H. (2017). *Das passende Leben – Was unsere Individualität ausmacht und wie wir sie leben können*. Frankfurt am Main: Fischer.

Lyubomirsky, S. (2008). *Glücklich sein – Warum Sie es in der Hand haben, zufrieden zu leben*. Frankfurt am Main: Campus.

Magyar-Moe, J. (2009). *Therapist's guide to positive psychological interventions*. Boston: Elsevier.

Magyar-Moe, J. (2014). Applications of positive psychology to individual therapy. In A. Parks & S.M. Schueller (Eds.), *The Wiley Blackwell Handbook of Positive Psychological Interventions* (pp. 261–262). Chichester: Wiley Blackwell.

McRae, K. & Mauss, I.B. (2016). Increasing Positive Emotion in Negative Contexts: Emotional Consequences, Neural Correlates, and Implications for Resilience. In J.D. Greene, I. Morrison & M.E.P. Seligman (Eds.), *Positive Neuroscience* (pp. 159–174). New York: Oxford University Press.

Padberg, F., Großheinrich, N. & Schläpfer, T.E. (2007). Depressive Erkrankungen. In H. Siebner, U. Ziemann (Hrsg.), *Das TMS-Buch – Handbuch der transkraniellen Magnetstimulation* (S. 609–619). Heidelberg: Springer.

Peterson, C. (2011). Der andere in uns. In L. Bormans (Hrsg.), *Glück – the world book of happiness* (pp. 16–19). Köln: DuMont.

Peterson, C. & Seligman, M. (2004). *Character Strengths and Virtues*. New York: Oxford University Press.

Rashid, T. (2013). Positive psychology in practice: positive psychotherapy. In S.A. David, I. Boniwell & A.A. Conley (Eds.), *The Oxford Handbook of Happiness* (pp. 978–993). Oxford: Oxford University Press.

Rashid, T. (2015a). Positive psychotherapy: A strength-based approach. *Journal of Positive Psychology, 10* (1), 25–40. http://doi.org/10.1080/17439760.2014.920411

Rashid, T. (2015b). Strength-based assessment. In S. Joseph (Ed.), *Positive psychology in practice – promoting human flourishing in work, health, education, and everyday life* (pp. 519–542). Hoboken NJ: Wiley. http://doi.org/10.1002/9781118996874.ch31

Rashid, T. & Seligman, M. (2018). *Positive psychotherapy – Clinician Manual*. New York: Oxford University Press.

Roth, G. (2009). *Persönlichkeit, Entscheidung und Verhalten – Warum es so schwierig ist, sich und andere zu ändern*. Stuttgart: Klett-Cotta.

Roth, G. & Strüber, N. (2014). *Wie das Gehirn die Seele macht*. Stuttgart: Klett-Cotta.

Ruch, W. (2019, März). *Input und Update aus der Forschung zu Charakterstärken*. Vortrag, präsentiert am 1. VIA-Anwendertag, Erfassung von Charakterstärken – Auswertung, Interpretation und Anwendung der VIA-IS und VIA-Youth Fragebogen in der Praxis, Universität Zürich.

Ruch, W. & Proyer, R.T. (2011a). Positive Interventionen: Stärkenorientierte Ansätze. In R. Frank (Hrsg.), *Therapieziel Wohlbefinden – Ressourcen aktivieren in der Psychotherapie* (S. 83–92). Heidelberg: Springer. http://doi.org/10.1007/978-3-642-13760-0_7

Ruch, W. & Proyer, R. T. (2011b). Positive Psychologie: Zum Glück geboren? In A. Holenstein, R. Meyer Schweizer, P. Perrig-Chiello, P. Rusterholz, C. von Zimmermann, A. Wagner & S. M. Zwahlen (Hrsg.), *Glück* (Berner Universitätsschriften, Band 56, S. 97–118). Bern: Haupt.

Ryff, C. D. (1989). Happiness is everything, or is it? Explorations on the meaning of psychological well-being. *Journal of Personality and Social Psychology, 6,* 1069–1081. http://doi.org/10.1037/0022-3514.57.6.1069

Russmann, T. & Genetzky, P. (2018). Neue Lebensperspektive bei Burn-out und Erschöpfungsdepression – Was Positive Psychotherapie leisten kann. *Medical Tribune Neurologie Psychiatrie, 10* (1), 6.

Schwartz, B. & Flowers, J. V. (2015). *Was Therapeuten falsch machen – 50 Wege, Ihre Klienten zu vergraulen.* Stuttgart: Klett-Cotta.

Seligman, M. (2002). *Authentic happiness – using the new positive psychology to realize your potential for lasting fulfillment.* New York: Free Press.

Seligman, M. (2011). *Flourish – a visionary new understanding of happiness and well-being.* New York: Free Press.

Seligman, M., Rashid, T. & Parks, A. C. (2006). Positive Psychotherapy. *American Psychologist, 11,* 774–788. http://doi.org/10.1037/0003-066X.61.8.774

Sills, F. (2009). *Being and becoming – psychodynamics, buddhism, and the origins of selfhood.* Berkeley CA: North Atlantic Books.

Wagner, L., Gander, F., Proyer, R. T., & Ruch, W. (2019). Character strengths and PERMA: Investigating the relationships of character strengths with a multidimensional framework of well-being. *Applied Research in Quality of Life.* Advance online publication. http://doi.org/10.1007/s11482-018-9695-z

Wilson, E. O. (2013). *Die soziale Eroberung der Erde – Eine biologische Geschichte des Menschen.* München: C. H. Beck. http://doi.org/10.17104/9783406645310

Young, J. E. (2012). *Kognitive Therapie für Persönlichkeitsstörungen – Ein schemafokussierter Ansatz.* Tübingen: dgvt.

6 Körperpsychotherapie

„Yoga ist jener innere Zustand,
in dem die seelisch-geistigen Vorgänge zur Ruhe kommen.“
Patañjali, 2. Jahrhundert v. Chr.[6]

6.1 Antidepressive und stressabbauende Wirkung

Körperliche Bewegung hat eine starke antidepressive und stressabbauende Wirkung. Das moderne Leben macht körperliche Bewegung allerdings nahezu überflüssig. Noch vor einem Jahrhundert erforderten Fortbewegung und die meisten Arbeiten körperliche Aktivität. Erwerbsarbeit findet heute zunehmend vor dem Computer am Schreibtisch statt, Reisen erfolgt mit modernen Transportmitteln, Nahrung setzt weder landwirtschaftliche Arbeit noch Jagd voraus, Hausarbeit wird überwiegend von Geräten verrichtet. Menschen mit Depressionen bewegen sich noch weniger und geraten so in einen Teufelskreis: Sie bewegen sich kaum noch, wodurch sich wiederum ihre Antriebslosigkeit verstärkt.

Zahlreiche Studien belegen einen umgekehrten Zusammenhang zwischen körperlicher Aktivität und nachfolgender Depression, d.h. körperliche Aktivität hat eine präventive Wirkung. Für die Behandlung von Depression zeigte körperliche Aktivität die gleiche Effektstärke wie kognitive Verhaltenstherapie oder antidepressive Medikation. Andere Studien zeigten eine reduzierte körperliche Reaktivität auf und eine schnellere Erholung von Stressoren bei Probanden, die ihre körperliche Fitness trainierten. Aus der Perspektive der Positiven Psychologie kann körperliche Aktivität außerdem Selbstwert, Autonomie, Selbstwirksamkeit, positive Beziehungen und persönliches Wachstum fördern (vgl. Faulkner, 2015).

6 Patañjali, 2005, S. 21.

6.2 Interozeption und Gefühlswahrnehmung

Die ständige Aktivierung des sympathischen Nervensystems, die mit häufig wiederkehrenden psychischen Belastungen verbunden ist, kann allein über den Weg der erkennenden Einsicht oder kognitiven Neubewertung nicht effizient reduziert werden. Körperpsychotherapien wie Yoga, Tai-Chi, Qi Gong, Shiatsu und Craniosacral-Therapie haben eine spezifisch stressreduzierende Wirkung und verbessern die Körperwahrnehmung. Psychische Krankheit ist immer auch eine Entfremdung vom lebendigen Körper und das Körpererleben ist Basis des Selbsterlebens. Es findet sich ein bedeutsamer Zusammenhang zwischen körperlicher Innenwahrnehmung und Gefühlswahrnehmung (vgl. Geuter, 2015, S. 135–155; Joraschky, 2011; Röhricht, 2011).

Diese interozeptive Wahrnehmung wird gefördert, wenn Patienten dazu angeleitet werden, die Aufmerksamkeit nach innen auf das zu richten, was sie spüren, ihre Wahrnehmung bewusst auf Gedanken, Emotionen oder das Körpergefühl zu lenken und mit ihrer Aufmerksamkeit zwischen diesen drei fundamentalen Ebenen des eigenen zentralen Nervensystems zu wechseln. So zeigte sich bei einem wöchentlichen Yoga-Kurs nach 20 Wochen eine stärkere Aktivierung in den für die Selbstregulation wichtigen kortikalen Arealen in der Insel und im medialen Präfrontalkortex (van der Kolk, 2016, S. 325–327).

6.3 Ein unbewusster Zugangsweg

Körperpsychotherapien wie Biodynamische Craniosacral-Therapie ermöglichen über den Körper – in einer Bottom-up-Regulation – einen Zugangsweg zu den emotional bedeutsamen limbischen Hirnregionen und den dort verborgenen seelischen Konflikten und fest einprogrammierten Verhaltensmustern, die über den rationalen, dorsolateral-präfrontal gesteuerten Verstand manchmal nicht unmittelbar erreichbar sind (vgl. Röhricht, 2011).

Die neurobiologische Wirkungsweise der Biodynamischen Craniosacral-Therapie ist noch weitgehend unerforscht. Vermutlich kommt es beim erfahrenen Therapeuten, der sich während der Behandlung in einen meditativen Zustand begibt – wie auch bei anderen Meditationsformen –, zu einer speziellen Synchronisierung der Hirnaktivität und zu einer verminderten Aktivität des Sympathikus (siehe Kap. 12 „Achtsamkeit"). Das Nervensystem des Patienten kann daran in einem Prozess allgemeiner vegetativer Synchronisation gegebenenfalls Anteil nehmen und so eine stressreduzierende Harmonisierung erfahren.

Außerdem schaltet das Gehirn in Ruhephasen in das sogenannte Ruhezustandsnetzwerk um, sodass Selbstprojektion unterstützt wird und die Auseinandersetzung mit sich selbst ohne Ablenkung in den Fokus des Bewusstseins rückt (siehe Kapitel 11.8 „Tagträumen"). Damit wird der Zugang zu relevanten eigenen Themen erleichtert, und die Patienten haben oftmals das Bedürfnis, die in der Körpertherapie erlebten Emotionen nachzubesprechen. Idealerweise arbeiten Craniosacral-Therapeuten und Psychiater bzw. Psychologen eng zusammen, um sich in ihrer Arbeit zu ergänzen.

Es ist gut belegt, dass allein die therapeutische, manuelle *Berührung* in der Regel eine erwünschte Senkung des Stresshormons Kortisol und einen Anstieg von Serotonin, Endorphinen, Dopamin und Oxytocin bewirkt (vgl. Keltner, 2009, S. 173–198; Röhricht, 2011). Aus Berührungserfahrungen in der Zeit als Neugeborenes und Säugling resultiert das grundlegende Selbstgefühl und auch die Selbstberuhigungsfähigkeit. Bei Patienten mit frühkindlicher oder gegenwärtiger taktiler Deprivation oder mit einem vulnerablen Körperselbst aufgrund von Traumatisierungen kann therapeutische Berührung jedoch eine Instabilität mit Überflutung von Emotionen auslösen und ist daher nicht für alle Patienten geeignet (vgl. Joraschky, 2011).

Literatur

Faulkner, G., Hefferon, K. & Mutrie, N. (2015). Putting positive psychology into motion through physical activity. In S. Joseph (Ed.), *Positive Psychology in practice – promoting human flourishing in work, health, education, and everyday life* (pp. 207–221). Hoboken NJ: Wiley. http://doi.org/10.1002/9781118996874.ch12

Geuter, U. (2015). *Körperpsychotherapie – Grundriss einer Theorie für die klinische Praxis.* Berlin, Heidelberg: Springer.

Joraschky, P. & Pöhlmann, K. (2011). Körpererleben. In R.H. Adler, W. Herzog, P. Joraschky, K. Köhle, W. Langewitz, W. Söllner & W. Wesiack (Hrsg.), *Psychosomatische Medizin – Theoretische Modelle und klinischen Praxis* (S. 191–199). München: Elsevier Urban & Fischer. http://doi.org/10.1016/B978-3-437-21831-6.10016-4

Keltner, D. (2009). *Born to be good – the science of a meaningful life.* New York: Norton.

Patañjali (2005). *Die Wurzeln des Yoga: Die klassischen Lehrsprüche des Patañjali – die Grundlage aller Yoga-Systeme.* München: O.W. Barth.

Röhricht, F. (2011). Körperorientierte Psychotherapie. In R.H. Adler, W. Herzog, P. Joraschky, K. Köhle, W. Langewitz, W. Söllner & W. Wesiack (Hrsg.), *Psychosomatische Medizin – Theoretische Modelle und klinische Praxis* (S. 476–484). München: Elsevier Urban & Fischer. http://doi.org/10.1016/B978-3-437-21831-6.10039-5

van der Kolk, B. (2016). *Verkörperter Schrecken – Traumaspuren in Gehirn, Geist und Körper und wie man sie heilen kann.* Lichtenau: Probst.

7
Öko-Psychosomatik

„Die Stimmen der Natur, ihre Nuancen von Licht und Farben;
die Schönheit von Wäldern, Bergen und Seen.
Ich öffne mich dem atmenden Himmel, den Sanddünen, den Felsen,
den Palmen und Gräsern, und sie geben mir etwas zurück,
das mich Nähe und Geborgenheit spüren lässt. Ein Geschenk.“
Achill Moser[7]

Unsere Gesellschaft lebt in einem Naturdefizit. Im Laufe ihrer evolutionären Entstehung haben Menschen sich viel mehr für ein Leben in natürlichen Lebensräumen entwickelt, als es ihnen heute bewusst ist; unser genetischer Code stammt mit dem der Schimpansen zu 95 bis 99 Prozent überein. Der Evolutionsbiologie Edward Wilson formulierte die Biophilia-Hypothese. Diese besagt, die Hinwendung zur Natur sei genetisch in uns angelegt. Menschen fühlen sich aus einem angeborenen Bedürfnis heraus auch zu nicht menschlichen Lebewesen hingezogen und suchen die Nähe zur Natur. Biophilie ist die angeborene Liebe zum Lebendigen (vgl. Arvay, 2016, S. 178; Wilson, 2013, S. 325–327).

In Studien zeigte sich, dass Menschen, die sich frei für die Lage ihrer Wohnung oder ihres Arbeitsplatzes entscheiden konnten, sich ungeachtet ihrer Herkunft zu einer Umwelt hingezogen fühlen, die drei Merkmale vereint: Sie möchten von einer Anhöhe hinunterblicken können, mögen am liebsten offenes, savannenartiges Gelände mit verstreuten Bäumen und Baumgruppen, und sie wollen in der Nähe eines Gewässers sein, also an einem Fluss, einem See oder dem Meer. Alle beweglichen Tierarten lassen sich von Instinkten leiten, die sie in Lebensräume führen, in denen ihre Überlebens- und Fortpflanzungschancen am größten sind. Es ist keineswegs überraschend, dass der Mensch in der relativ kurzen Zeitspanne seit der

7 Moser, 2016, S. 224, 257.

Jungsteinzeit diese uralten Bedürfnisse noch nicht vollständig verlernt hat (vgl. Wilson, 2013, S. 325–327).

In einer Innsbrucker Studie bewirkte eine einzige Bergwanderung von etwa drei Stunden einen signifikanten Anstieg der Stimmung und der Gelassenheit, negative Gefühle wie Energielosigkeit und Angst verringerten sich markant. Diese Effekte waren größer als bei einer vergleichbaren körperlichen Belastung im Fitnessstudio (Niedermeier, 2017). Aus Norwegen kommt das Phänomen „Slow TV“: Fernsehen, das Entschleunigung zum Programm hat und dennoch alle Zuschauerrekorde schlägt. Sieben Stunden lang wurde die Bahnfahrt durch die Naturlandschaft von Bergen nach Oslo gezeigt oder als Live-Übertragung die 134 Stunden lange Schiffsfahrt auf der Hurtigruten an der 2700 km langen norwegischen Westküste entlang von Bergen nach Kirkenes. Doch bereits der Anblick eines Baumes aktiviert Selbstheilungskräfte und führt durch Aktivierung des Parasympathikus zu einer Stressreduktion. Waldluft enthält bioaktive Pflanzenstoffe, die das Immunsystem stärken. Auch der Kontakt zu einem freundlichen Tier stärkt nachweislich das Immunsystem (vgl. Arvay, 2016, S. 13–14).

Umgekehrt aktiviert das Fehlen von Sinnesreizen aus der Natur den Sympathikus und der Stresspegel nimmt zu. In einer „Lancet“-Studie wurden beachtliche

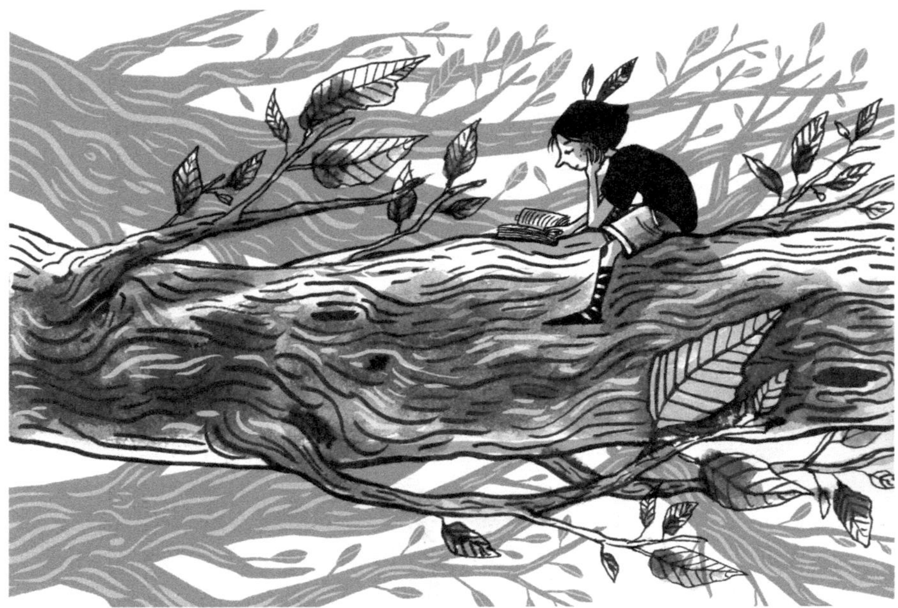

Abbildung 7-1: Summer Trees, Grafik Anna-Lea Guarisco (2015; mit freundlicher Genehmigung)

Unterschiede in der Lebenserwartung von Menschen mit geringem und hohem Einkommen gefunden. Arme Menschen leben danach deutlich kürzer als reiche, auch im relativ reichen Großbritannien. Diese Unterschiede zeigten sich jedoch nur dann deutlich, wenn die arme Bevölkerungsgruppe wenig Zugang zur Natur hatte (vgl. Moser, 2017, S. 107–108). Ohne grüne Umgebung steigt auch das Risiko für psychische Erkrankungen. Wie dänische Wissenschaftler der Universität Aarhus berichten, besteht bei Kindern, die ohne grüne Umgebung aufwuchsen, ein bis zu 55 Prozent höheres Risiko für psychische Erkrankungen als bei umringt von Wäldern, Wiesen, Gärten oder Parks groß gewordenen Menschen (Engemann, 2019). Wir sind nicht nur Kultur-, sondern auch Naturwesen, der Biologe Clemens Arvay belebte den Begriff „Öko-Psychosomatik“ neu (Arvay, 2016, S. 221–224). Aus alldem können wir folgern, dass wir uns so oft wie möglich in der Natur aufhalten sollten.

Literatur

Arvay, C.G. (2016). *Der Heilungscode der Natur – Die verborgenen Kräfte von Pflanzen und Tieren entdecken*. München: Riemann.

Engemann, K., Bøcker Pedersen, C., Arge, L., Tsirogiannis, C., Mortensen, P.B. & Svenning, J.-C. (2019). Residential green space in childhood is associated with lower risk of psychiatric disorders from adolescence into adulthood. *PNAS Proceedings of the National Academy of Sciences of the United States of America, 116* (11), 5188–5193. http://doi.org/10.1073/pnas.1807504116

Niedermeier, M., Einwanger, J., Hartl, A. & Kopp, M. (2017). Affective responses in mountain hiking – A randomized crossover trial focusing on differences between indoor and outdoor activity. *PloS One, 12* (5), e0177719. https://doi.org/10.1371/journal.pone.0177719

Moser, A. (2016). *Zu Fuß hält die Seele Schritt – Gehen als Lebenskunst und Abenteuer*. Hamburg: Atlantik/Hoffmann und Campe.

Moser, M. (2017). *Vom richtigen Umgang mit der Zeit – Die heilende Kraft der Chronobiologie*. Berlin: Allegria/Ullstein.

Wilson, E.O. (2013). *Die soziale Eroberung der Erde – Eine biologische Geschichte des Menschen*. München: C.H. Beck. http://doi.org/10.17104/9783406645310

Zweiter Teil
Das sinnbestimmte Leben: Perspektiven, Methoden und Interventionen

8 Hoffnung

"There, peeping among the cloud-wrack above a dark tor high up in the mountains, Sam saw a white star twinkle for a while. The beauty of it smote his heart, as he looked up out of the forsaken land, and hope returned to him."

„Dort, zwischen dem Gewölk über einem dunklen Felsen hoch oben im Gebirge, sah Sam eine Weile einen weißen Stern funkeln. Seine Schönheit griff ihm ans Herz, als er aufschaute aus dem verlassenen Land, und er schöpfte wieder Hoffnung."

J. R. R. Tolkien, Der Herr der Ringe[8]

Gemäß der Definition im „Oxford Handbook of Psychiatry" (Semple & Smyth, 2013, S. 7) ist gute psychische Gesundheit:

- ein Spüren von Unabhängigkeit, Selbstachtung und Selbstwertgefühl
- die Fähigkeit, anderen zu vertrauen
- die Fähigkeit, Freundschaft, Zuneigung und Liebe zu geben und zu nehmen
- die Fähigkeit, beständige emotionale Bindungen zu errichten
- die Fähigkeit, tiefe Emotionen zu erleben
- die Fähigkeit, anderen und sich selbst zu vergeben
- die Fähigkeit, sich selbst zu prüfen und Änderungen in Betracht zu ziehen
- die Fähigkeit, aus Erfahrungen zu lernen
- die Fähigkeit, Ungewissheit auszuhalten und Risiken einzugehen
- die Fähigkeit, sich mit Träumereien und Fantasien zu befassen

8 Tolkien, 2014, p. 922; 2016, S. 1014.

8.1 Der Glaube an sich selbst

Eine der Voraussetzungen für eine gesunde psychische Konstitution ist eine optimistische, hoffnungsvolle Grundhaltung hinsichtlich der Zukunft, dass erhoffte Ereignisse und Ergebnisse stattfinden werden. Hoffnung ist eine positive Emotion – eine zuversichtliche, freudige Stimmungslage motiviert für das Handeln im Hier und Jetzt, um Zukunftsziele zu erreichen. Hoffnung beinhaltet die Erwartung und die Entschlossenheit, d.h. den Glauben an sich selbst, dass ein ersehntes Ziel erreicht werden kann („I can do this!"). Hoffnung ist daher auch korreliert mit aktivem Problemlösen und der Beachtung von Problem-relevanten Informationsquellen. Hoffnungsvolle Menschen finden mehr Strategien, um Hindernisse zu überwinden.

Für die Patienten kann es hilfreich sein, sich an frühere Beispiele erfolgreicher Zielverfolgung zurückzuerinnern und dabei zu realisieren, dass die notwendigen Ressourcen vorhanden sind. Oft ist es ermutigend, wenn ein langfristiges Ziel in kleinere Schritte bzw. Zwischenziele unterteilt wird, sodass Selbstwirksamkeit erkennbar wird. Eine weitere Strategie, um mentale Energie freizusetzen, besteht in der Visualisierung des Erfolges, d.h. die Patienten stellen sich deutlich vor, wie gut es sich anfühlt, wenn sie ihr Ziel erreichen werden. Hoffnung generierende Inspiration findet sich auch in Geschichten darüber, wie Menschen mit einem großen Maß an Hoffnung Hindernisse überwinden konnten. Klassische Beispiele sind die Berichte der Antarktis-Expedition 1914–1917 von Ernest Shackleton (Shackleton, 2016) oder der Anden-Expedition im Mai 1985 von Joe Simpson (Simpson, 1989). Um Hoffnung zu generieren, werden die Patienten angeleitet, (1) angemessene Ziele klarer zu erfassen, (2) mehrere Wege für die Zielerreichung zu finden, (3) die Energie aufzubringen, um die Zielverfolgung aufrechtzuerhalten und (4) Hindernisse als Herausforderungen anzusehen, die überwunden werden können.

Das Gegenteil von Hoffnung findet sich als Symptom des depressiven Zustandes, wenn es zum Auftreten eines pessimistischen, evtl. verzweifelten Denkstils kommt. Eine Studie zeigte, dass die gewählten Lebensziele bei suizidalen Patienten weniger spezifisch sind und als weniger erreichbar, weniger der eigenen Kontrolle unterworfen verstanden werden. Suizidalität ist gekennzeichnet durch fünf Faktoren: subjektive soziale Isoliertheit, innerer und/oder äußerer Stress, seelischer Schmerz, innerer Antrieb und Hoffnungslosigkeit. Das Thema Hoffnung gehört bei Suizidalität immer in den therapeutischen Fokus (vgl. Magyar-Moe, 2015; Peterson, 2004, S. 569–582; Rand, 2011).

8.2 Einen Menschen finden, der an einen glaubt

Hoffnung hat in der Tat viel zu tun mit dem Vertrauen in die eigenen Fähigkeiten. Doch es gibt auch eine Bedeutung von Hoffnung ohne aktive Zielerreichung, ohne virtuoses Selbstmanagement, gerade im Kontext von Burn-out, wenn Menschen vor lauter Leistungsansprüchen und agitierter Depressivität den Kontakt zu sich verloren haben, keine Grenzen setzen und keine Pausen mehr einlegen können. Hoffnung gehört in der VIA zur Tugend der Transzendenz: der Glaube, dass eine gute Zukunft herbeigeführt werden kann (siehe Anhang). Bedeutend ist in der depressiven Episode beispielsweise die Hoffnung und Zuversicht, nach etwa sechs Wochen stationärer Behandlung wieder gesund zu werden, u. a. durch die Selbstheilungskräfte des Körpers und durch Einüben von Geduld und Loslassen, also ein hoffnungsvolles Abwarten in dem Vertrauen darauf, dass alles wieder gut werden wird.

Vor allem, wenn Patienten nach wiederholten Misserfolgen den Glauben an sich selbst verloren haben, ist es entscheidend, dass sie in der therapeutischen Beziehung oder in ihrem sozialen Umfeld eine Person finden, die an sie glaubt, damit sie die mentale Energie für einen Neustart aufbringen können. Damit der Patient zu hoffen beginnen kann, dass er in der Therapie die benötigten Erkenntnisse erhält und gesunden wird, muss auch der Therapeut eine klare Vision haben. Die Verbundenheit mit einer solchen unterstützenden Person gibt dem Patienten die Sicherheit, seine schwierige Situation mit Unterstützung – als gemeinsame Wegstrecke – doch bewältigen zu können.

Die Entwicklung einer hoffnungsvollen Denkweise beginnt bereits in der frühen Kindheit als Folge einer sicheren, unterstützenden Bindung zwischen Kind und erwachsener Bezugsperson (vgl. Kap. 16 „Positive Beziehungen“) (Rand, 2011). Als Therapeuten hoffen wir, dass die Patienten ihre eigenen Entscheidungen treffen, ihren Leidenschaften folgen und damit ihren selbstbestimmten Weg finden können. Entscheidend ist dafür die therapeutische Beziehung, der Glaube des Therapeuten an den Patienten sollte deshalb möglichst authentisch sein (vgl. Cozolino, 2016, S. 249–251). Auf dieser Grundlage kann der Therapeut mit Worten Hoffnung vermitteln (z. B. „Wie ich Sie kenne, werden Sie es schaffen“), Probleme als noch wenig entwickelte Ressourcen umdefinieren (z. B. „Sie können das zwar noch nicht, aber vielleicht schlummert diese Fähigkeit ja in Ihnen“) oder Misserfolgserlebnisse und Rückschläge als wichtige Lektionen erkennen, aus denen für die Zukunft Wertvolles gelernt werden kann (vgl. Dick, 2010, S. 237–257).

Literatur

Cozolino, L. (2016). *Why therapy works – Using our minds to change our brains*. New York : Norton.

Dick, A. (2010). *Mut – Über sich hinauswachsen*. Bern: Huber.

Magyar-Moe, J. L & Lopez, S. J. (2015). Strategies for Accentuating Hope. In S. Joseph (Ed.), *Positive psychology in practice – promoting human flourishing in work, health, education, and everyday life* (pp. 483–502). Hoboken NJ: Wiley.

Peterson, C. & Seligman, M. (2004). *Character strengths and virtues*. New York: Oxford University Press.

Rand, K. L. & Cheavens, J. S. (2011). Hope Theory. In S. J. Lopez & C. R. Snyder (Eds.), *The Oxford handbook of positive psychology*. New York: Oxford University Press.

Semple, D. & Smyth, R. (2013). *Oxford handbook of psychiatry*. Oxford: Oxford University Press. http://doi.org/10.1093/med/9780199693887.001.0001

Shackleton, E. (2016). *Mit der Endurance ins ewige Eis – Meine Antarktis-Expedition 1914–1917*. Berlin: Malik National Geographic Ullstein.

Simpson, J. (1989). *Sturz ins Leere*. Zürich: Schweizer Verlagshaus.

Tolkien, J. R. R. (2014). *The Lord of the Rings, Part Three, The Return of the King* (60th anniversary edition). London: Harper Collins.

Tolkien, J. R. R. (2016). *Der Herr der Ringe*. Stuttgart: Klett-Cotta.

9
Dankbarkeit

„Gratitude is the recognition of the blessing that your life is – even with all its pain and suffering."

„Dankbarkeit ist die Einsicht, dass das eigene Leben ein Segen ist – sogar mit allem Schmerz und Leid."
James R. Doty[9]

„Die Träger ließen sich an den Feuern nieder, doch das dichte Gras war bereits bereift, und sie hatten zum Schlafen nur ihre Kleidung und Tierfelle. Ich gab Sönam Deki, der Tochter des Lama, meinen schweren Wollkittel. Als ich am Morgen in meinem Zelt saß, kam sie zu mir und brachte mir den ordentlich zusammengelegten Kittel und in den kelchartig gewölbten Händen frisch gepflückte blauschwarze Beeren. ‚Sie sind reif', sagte sie, als sie mir das Häuflein in die offenen Hände schüttete." So schilderte Ian Baker eine Begebenheit bei der Entdeckung der tibetischen Tsangpo-Wasserfälle im Jahr 1998 (Baker, 2006, S. 517).

Dankbarkeit ist eine positive Emotion, der französische Philosoph André Comte-Sponville formulierte es folgendermaßen: „Dankbarkeit ist Freude. Die Dankbarkeit freut sich über das, was war oder ist: Sie ist also das Gegenteil des Bedauerns oder Nachtrauerns (das über eine Vergangenheit klagt, die nicht war oder nicht mehr ist), auch das Gegenteil der Hoffnung und der Angst, die beide eine Zukunft wünschen oder befürchten, die noch nicht ist und vielleicht nie sein wird. ‚Das Leben der Unvernünftigen ist undankbar und ängstlich', sagt Epikur. ‚Es ist ganz auf die Zukunft ausgerichtet.' Deshalb verpassen sie das Leben, sie können nie satt, nie zufrieden, nie glücklich sein. Der Weise hingegen freut sich, dass er lebt, aber auch, dass er gelebt hat. Die Dankbarkeit ist Freude des Gedächtnisses, Liebe der Vergangenheit, freudiges Erinnern an das, was gewesen ist" (Comte-Sponville, 1996, S. 162–163).

9 Doty, 2016, S. 244.

9.1 Das Geschenk des Lebens

Dankbarkeit ist eine grundlegende Gesinnung für eine erfolgreiche Lebensbewältigung. George Vaillant folgerte aus seiner Lebenslauf-Forschung (Harvard Grant Study of Adult Development, benannt nach dem Philantrop William Thomas Grant), dass es im Leben eine Schlüsselrolle spielt, Verbitterung und Groll gegenüber denjenigen, die einem Leid zugefügt haben, durch Dankbarkeit und Akzeptanz zu ersetzen – sich dankbar zu fühlen für das Leben, für den Lebensweg und die Erfahrungen. Mit anderen Worten ist die Fähigkeit essenziell, die Bestandteile des eigenen Lebens und das Leben selbst als Geschenk wahrzunehmen (vgl. Vaillant, 1993, S. 337).

Die weit verbreitete Tendenz, Erfolge dem eigenen Können und den eigenen Anstrengungen zuzuschreiben und Scheitern als Folge von Pech darzustellen, mag in manchen Fällen durchaus psychologisch adaptiv sein. Doch die Rolle des glücklichen Zufalls bei unseren Erfolgen anzuerkennen, könnte ein Schlüssel sein zu mehr Dankbarkeit über die glücklichen Fügungen und Chancen im eigenen Lebensweg. Und es gäbe einen weiteren glücksbringenden Nebeneffekt: In mehreren Studien zum Test der Charakterstärken konnte gezeigt werden, dass alle 24 Stärken positiv mit der Lebenszufriedenheit korrelieren – mit Ausnahme von Bescheidenheit. Doch Bescheidenheit innerhalb bestimmter Grenzen ist ein attraktives Persönlichkeitsmerkmal, sodass wir, vielleicht ohne es zu merken, gerade wegen dieser Eigenschaft – die entsteht, wenn wir unsere Erfolge nicht nur als Resultat großartiger Leistungen betrachten – von anderen Menschen Sympathie und Unterstützung erhalten (vgl. Frank, 2018, S. 171–197).

Menschen, die eine Veranlagung für Dankbarkeit besitzen, berichten von einem höheren Ausmaß an positiven Emotionen, Lebenszufriedenheit, Vitalität und Optimismus und von einem niedrigeren Maß an Depressionen, Stress, Ängsten und Neid. Dankbare Menschen tendieren dazu, verträglich, emotional stabil und selbstbewusst und dabei weniger narzisstisch und weniger materialistisch zu sein. Dankbarkeit ermutigt zu mehr positivem Sozialverhalten und Austausch und führt so zu einer hohen Akzeptanz bei anderen Menschen und damit zu intensiver gepflegten Beziehungen und mehr Wohlbefinden. Hingegen empfinden Menschen mit narzisstischen Tendenzen Dankbarkeitsgesten als höchst unangenehm. Wenn sich jemand zu allen Ansprüchen berechtigt glaubt, ist er für nichts mehr dankbar.

Dankbare Menschen scheinen ihre Vergangenheit in einem positiveren Licht zu sehen und positive Erinnerungen, die leicht abgerufen werden können, verbessern wiederum das seelische Wohlbefinden. Falls Dankbarkeit tatsächlich die Tendenz zu positiven Erinnerungen fördert, müsste Dankbarkeit auch das Lebensglück unterstützen, indem Depressionen gelindert werden. Depressionen sind verknüpft mit einer negativistischen Verzerrung von Gedächtnisinhalten und der leichte Zugriff auf positive Erinnerungen müsste helfen, den Circulus vitiosus von Stimmung und Gedächtnis umzuwenden.

Dankbarkeit und ähnliche Empfindungen können auch physiologische Funktionen und körperliche Gesundheit beeinflussen. In einer Studie wurden die Teilnehmer instruiert, für fünf Minuten bewusst Wertschätzung oder Ärger zu spüren. Wertschätzung erhöhte die parasympathische Aktivität bzw. reduzierte physiologische Stressparameter, u.a. Herzfrequenzvariabilität, Pulswellenlaufzeit und Atemfrequenz (vgl. Bono, 2015; Lomas, 2014; Peterson, 2004, S. 553–568; Watkins, 2011).

In seiner Autobiografie „Unter blutrotem Himmel" resümiert Pino Lella, der im Zweiten Weltkrieg die große Liebe seines Lebens gefunden und nach kurzer Zeit auf tragische Weise verloren hatte, in Lesa am Lago Maggiore über das Geschenk des Lebens: „Weißt du, mein Freund, im nächsten Jahr werde ich neunzig, und das Leben ist noch immer eine ständige Überraschung für mich. Wir wissen nie, was als Nächstes geschehen wird, was wir sehen werden und welche wichtige Person in unser Leben treten wird, oder welche wichtige Person wir verlieren werden. Das Leben ist Veränderung, ständige Veränderung, und wenn wir nicht das Glück haben, die Komödie darin zu finden, dann ist die Veränderung fast immer ein Drama, wenn nicht eine Tragödie. Doch nach allem glaube ich noch immer fest daran, wenn wir nur das Glück haben zu überleben, dann müssen wir dankbar sein für das Wunder jeden Moments an jedem Tag, egal wie fehlerhaft. Und wir müssen Vertrauen in Gott haben und in das Universum und in ein besseres Morgen, selbst wenn dieses Vertrauen nicht immer gerechtfertigt ist" (Sullivan, 2018, S. 591).

9.2 Reflektieren über die Vorteile und Wohltaten des eigenen Lebens

Dankbarkeit kann geschult werden mit einem täglichen bewussten Innehalten und Reflektieren über die Vorteile und Wohltaten des eigenen Lebens und die erhaltene Unterstützung durch andere sowie Nachdenken über Wege, diesen Menschen in Dankbarkeit etwas zurückzugeben. Psychologische Studien zeigen positive Effekte bei Verwendung eines Dankbarkeitstagebuches. Teilnehmer einer

Studie mit einem wöchentlichen Dankbarkeitstagebuch betrieben mehr Sport, hatten weniger körperliche Beschwerden, fühlten sich mit ihrem Leben insgesamt besser und waren optimistischer über die kommende Woche (im Vergleich zu denen, die Schwierigkeiten oder neutrale Lebensereignisse notierten). Eine Übung mit einem täglichen Dankbarkeitstagebuch führte zu einem höheren Maß an Aufmerksamkeit, Enthusiasmus, Entschlossenheit, Konzentration und Energie (vgl. Bono, 2015; Lomas, 2014; Peterson, 2004, S. 553--568; Watkins, 2011).

9.3 Drei gute Dinge und der Dankbarkeitsbrief

Zur Förderung der positiven Emotion Dankbarkeit wird die „Drei gute Dinge"-Übung eingesetzt (siehe auch Anhang). Dafür schreiben die Patienten jeden Abend drei gute Dinge auf, die sich am gleichen Tag ereignet haben, und warum sie sich ereignet haben. So entsteht ein fortlaufendes Dankbarkeitstagebuch segensreicher Dinge. Bei vielen Patienten werden damit Beziehungen gestärkt, da nun die kleinen liebenswürdigen Gesten von Freunden und Familie mehr beachtet werden. In einer Studie zeigte diese Übung einen bleibenden Effekt mit einer Steigerung des Glücksgefühls und einer Abnahme von depressiven Symptomen bei Kontrolle der Teilnehmer drei und sechs Monate später.

Bei einer Übung, bei der ein Dankbarkeitsbrief geschrieben werden soll, werden die Patienten gefragt, ob es jemanden gibt, dem sie dankbar sind, aber es ihm nie gesagt haben. Sie entwerfen einen Dankbarkeitsbrief, den sie der Person dann persönlich oder am Telefon vorlesen. Dabei kommt es oft zu berührenden Momenten. Studienergebnisse zeigten bis zu einem Monat später einen großen Zuwachs an Glücksgefühl und eine Reduktion von Depressivität, verglichen mit der Kontrollgruppe (vgl. Bono, 2015; Lomas, 2014; Peterson, 2004, S. 553–568; Watkins, 2011).

Literatur

Baker, I. (2006). *Das Herz der Welt – Eine Reise zum letzten verborgenen Ort.* München, Zürich: Pendo.

Bono, G., Krakauer, M. & Froh, J. J. (2015). The power and practice of gratitude. In S. Joseph (Ed.), *Positive psychology in practice – promoting human flourishing in work, health, education, and everyday life* (pp. 559–575). Hoboken NJ: Wiley.

Comte-Sponville, A. (1996). *Ermutigung zum unzeitgemäßen Leben – Ein kleines Brevier der Tugenden und Werte.* Reinbek bei Hamburg: Rowohlt.

Doty, J. R. (2016). *Into the magic shop – a neurosurgeon's quest to discover the mysteries of the brain and the secrets of the heart.* New York: Penguin Random House LLC.

Frank, R.H. (2018). *Ohne Glück kein Erfolg – Der Zufall und der Mythos der Leistungsgesellschaft.* München: dtv.

Lomas, T., Froh, J.J., Emmons, R.A., Mishra, A. & Bono, G. (2014). Gratitude interventions: a review and future agenda. In A. Parks & S.M. Schueller (Eds.), *The Wiley Blackwell handbook of positive psychological interventions* (pp. 3–19). Chichester: Wiley Blackwell. http://doi.org/10.1002/9781118315927.ch1

Peterson, C. & Seligman, M. (2004). *Character strengths and virtues – a handbook and classification.* New York: Oxford University Press.

Sullivan, M. (2018). *Unter blutrotem Himmel.* Luxemburg: Tinte & Feder.

Vaillant, G.E. (1993) *The wisdom of the ego.* Cambridge MA: Harvard University Press.

Watkins, P.C., Van Gelder, M. & Frias, A. (2011). Furthering the science of gratitude. In S.J. Lopez & C.R. Snyder (Eds.), *The Oxford handbook of positive psychology* (pp. 437–445). New York: Oxford University Press.

10 Vergebung

„Und jedem Anfang wohnt ein Zauber inne,
Der uns beschützt und der uns hilft, zu leben."
Hermann Hesse[10]

10.1 Vergebung reduziert Stress

Vergebung ist eine positive Emotion. Der Psychiater und Lebenslaufforscher George Vaillant formulierte zum Thema Vergebung: „Mit chronischer Verbitterung kommen das Sammeln von Ungerechtigkeiten, Paranoia, tiefes Unglücklichsein, Unbeliebtheit und Bauchschmerzen. Mit Vergebung kommen Empathie, Altruismus, Zukunftsgerichtetheit, Dankbarkeit und Seelenfrieden. Die Entlastung von Schuld ist nicht der einzige Punkt, Vergebung anzustreben. Schuld ist in der Vergangenheit angewurzelt, Vergebung in der Zukunft. Freude kommt nicht soeben, wenn wir fühlen, dass andere uns vergeben. Die größte Freude der Vergebung kommt, wenn wir anderen vergeben. Nur dann sind wir befreit vom bedrückenden Morast an Groll und von der schmerzhaften Galle, die unser Inneres verbrennt, wenn wir nach Rache dürsten. Vergebung verschiebt die Aufmerksamkeit immer vom Persönlichen zum großen Ganzen" (Vaillant, 2008, p. 149; Übers. d. Autors).

Die Natur des Menschen beinhaltet ambivalente Eigenschaften: für Böses und für Gutes, für Leidzufügen und für Helfen, für Beleidigen oder Rächen und für Vergeben oder Versöhnen. Nach einem Konflikt wieder Frieden zu stiften, ist ein aktiver Prozess, nicht einfach nur die Abwesenheit von Aggression. Menschen und sozial organisierte Tiere arbeiten oft aktiv daran, positive, kooperative Bezie-

10 Hesse, 2008.

hungen mit den Individuen in ihrem sozialen Netzwerk wiederherzustellen, die Aggressionen und Konflikte ausgetragen haben. Die Evolution von vergebendem Verhalten ist für soziale Gruppen insofern sinnvoll und profitabel, da es fortschreitend eskalierendes Racheverhalten beendet. Eines der Werkzeuge hierfür ist Vergebung.

Entschuldigungen begünstigen Vergebung. Vertrauen und Sicherheit werden erhöht, wenn Missetäter Reue zeigen und damit nicht die Gefahr besteht, dass sie anderen erneut schaden. Menschen neigen hingegen dazu, Verstöße nicht zu vergeben, die sie als absichtlich begangen wahrnehmen und die schwere Konsequenzen haben. Außerdem sind Partner in zufriedenstellenden, engen Beziehungen eher bereit, einander zu vergeben, als solche in unbefriedigenden. Da Vergebung letztlich immer ein Veränderungsprozess ist, benötigt sie stets eine gewisse Zeitspanne, um sich zu entwickeln.

Bei Menschen, die vergeben können, scheinen negative Gefühle wie Ärger, Ängste, Depressionen und Feindseligkeiten weniger ausgeprägt zu sein. Vergebungsbereitschaft war in Untersuchungen auch assoziiert mit besserem psychologischem Wohlbefinden, operationalisiert als hohe positive Emotionen, niedrige negative Emotionen, hohe Lebenszufriedenheit und wenig körperliche Beschwerden. Vergeber tendieren außerdem dazu, sozial erwünschte Gesinnungen und Verhaltensweisen zu befürworten; und die Selbstbeurteilung der Bereitschaft zu vergeben korreliert negativ mit der klinischen Beurteilung von Feindseligkeit und passiv-aggressivem Verhalten.

Hinsichtlich der Big-Five-Klassifizierung korreliert die Tendenz zu vergeben am meisten mit Verträglichkeit und emotionaler Stabilität (das Gegenteil von Neurotizismus). Menschen, die für ihren Missetäter Empathie empfinden und dessen kognitive Perspektive einnehmen können, tendieren dazu, eher zu vergeben als Menschen, die keine Empathie empfinden und nicht die Perspektive wechseln können. Die persönlichkeitsbasierten Kompetenzen für Empathie und Perspektivenwechsel sind eng mit Verträglichkeit verbunden, weshalb es sehr verträglichen Menschen tendenziell leichter fällt, Empathie für andere zu empfinden. Umgekehrt scheint Grübeln über das Vergehen ein erhebliches Hemmnis zu sein, um zu vergeben. Weil die Tendenz zum Grübeln am meisten mit der Neurotizismus-Dimension der Big Five identifiziert wird, kann angenommen werden, dass Menschen mit niedrigem Neurotizismus eventuell eher geneigt sind zu vergeben.

Narzissmus ist eine andere Persönlichkeitseigenschaft, die mit Vergebung negativ assoziiert ist – insbesondere die Facette der Anspruchshaltung. Der Widerwille von Narzissten zu vergeben wird eventuell weiter verschärft durch die Tatsache, dass sie dazu tendieren, andere Menschen abzuwerten. Schließlich ist die

Selbsteinschätzung von Vergebungsbereitschaft auch verbunden mit höheren Werten bei der Religiosität. Zusammenfassend ist Vergebensbereitschaft assoziiert mit emotionaler Stabilität, Verträglichkeit, sozialem Verhalten und religiösem Bekenntnis (vgl. McCullough, 2011; Peterson, 2004, S. 445–459; Vaillant, 2008, S. 135–150; Worthington, 2014).

10.2 Verbitterung

Das Gegenteil von Vergebung ist Verbitterung. Gerade bei Burn-out-Patienten finden sich Beispiele für Verbitterung nach einer Kündigung. Ob das Ereignis eine objektive Ungerechtigkeit darstellt, ist für die Diagnose unerheblich. Dass Verbitterung oft sehr lange andauert, kommt dadurch zustande, dass die Betroffenen oft in einer passiven Opferrolle verharren. Im Gegensatz zur Posttraumatischen Belastungsstörung besteht hier eine ernsthafte Störung infolge einer eher alltäglichen Belastungssituation. Und im Gegensatz zu depressiven Patienten können verbitterte aufgeheitert und abgelenkt werden, wenn das Thema gewechselt wird (vgl. Bonelli, 2014).

Das psychotherapeutische Ziel bei Verbitterung ist es, eine Vergebungsbereitschaft als persönliche Ressource zu erarbeiten. Die Vergebungsforschung belegt, dass Vergeben Stress reduziert und damit sowohl Körper als auch Psyche guttut. Die emotionale Vergebung, die das Gefühl des „wirklichen" Vergebens ermöglicht, muss mit einem Willensakt beginnen. Die Selbsterkenntnis der eigenen Fehler erleichtert auch die Vergebung erlittenen Unrechts, also fremder Schuld. Der Handlungsspielraum zum Verzeihen ist für Menschen leichter zugänglich, die auch bei sich selbst Fehler sehen und zugeben können.

In der Positiven Psychotherapie offenbaren die Patienten eine Begebenheit, die zu Groll und Verbitterung führte, und es werden die Folgen diskutiert, die es hat, an diesen negativen Gefühlen festzuhalten, sowie die Option, die Situation positiver zu beurteilen. Möglicherweise kann ein Prozess der Vergebung initiiert werden. Bewährt hat sich ein therapeutisches Procedere in drei Schritten: (1) Rückblick auf die Verletzungen, (2) die Empathie für den Missetäter erhöhen und (3) die Vorteile der Vergebung festigen. Den Schmerz zu fühlen, der mit der Erinnerung an die psychologische oder physische Verletzung einhergeht, kann die Patienten motivieren, die Notwendigkeit für eine Veränderung zu sehen und in Richtung Vergebungsbereitschaft zu gehen. Die Patienten werden dann angeleitet, die kognitive Perspektive des Täters einzunehmen und sich schließlich die positiven Auswirkungen von Vergebung bewusst zu machen. Manche Patienten realisieren mit Dankbarkeit, dass ihnen selbst in der Vergangenheit gnädig vergeben wurde. Eventuell kann es sinnvoll sein, Vergebung nicht nur als intrapersonellen, sondern mehr als interpersonellen Prozess zu betrachten und eine direkte Aussprache zwischen beiden Seiten anzuregen (vgl. Bonelli, 2014; Rashid, 2013; Worthington, 2014).

10.3 Was Vergebung nicht meint

Trotz der zu erwartenden positiven Auswirkungen kann Vergebung schwierig sein – speziell in Fällen von schwerem, potenziell lebensveränderndem Leid. George Vaillant hat definiert, was Vergebung nicht meint: „Erstens bedeutet Vergebung nicht, Fehlverhalten zu tolerieren. Zweitens bedeutet vergeben nicht vergessen. Drittens meint vergeben nicht, auf unser Recht auf Gerechtigkeit zu verzichten. Viertens beseitigt Vergebung nicht den Schmerz der Vergangenheit, sondern nur den Schmerz in der Zukunft. Fünftens meint Vergebung nicht, dass wir den Missetäter entschuldigen, sondern nur, dass die Begnadigung dem Verhalten des Missetäters eine Chance bietet, sich in der Zukunft zu bessern. Und schlussendlich meint Vergebung nicht, dass wir zu wiederholtem Vorkommen der Missetaten anregen“ (Vaillant, 2008, S. 141–142, Übers. d. Autors).

10.4 Drei klinische Fälle

Das Thema Vergebung sei an drei klinischen Fällen von Burn-out-Patienten veranschaulicht, die sich in der Realität so zugetragen haben:

(1) Das Beispiel des Bankers, der sich „Geradlinigkeit“ in sein persönliches Pflichtenheft geschrieben hatte. Eines Tages sagte er seinem Vorgesetzten die ungeschönte Wahrheit, worauf dieser die eigene Vertragsverlängerung bis zur Pensionierung gefährdet sah. Der Banker wurde von allen Projekten abgezogen und es wurde ein Vorwand gesucht, ihn loszuwerden. Unregelmäßigkeiten bei der Spesenabrechnung ließen sich nicht finden, so wurde ihm die korrekte Finanzierung seines Privathauses als problematisch ausgelegt und er wurde umgehend entlassen.

(2) Eine Personalchefin berichtete von ihrer Situation: Sie bekam an einem Institut der medizinischen Fakultät einen neuen vorgesetzten Direktor. Der ließ sich bei Amtsantritt eine Liste aller Mitarbeiter geben und markierte 30 Namen mit einem roten Kreuz. Diese Leute kannten ihn von früher, die mussten weg. Die Personalchefin entließ 30 unbescholtene, langjährige Mitarbeiter und erlitt daraufhin selbst einen Zusammenbruch.

(3) Ein habilitierter Chefarzt wurde 60-jährig von der Arbeit grundlos freigestellt und entlassen. Er hätte noch gerne sein Büro geräumt, aber da wurden einfach die Schlösser ausgewechselt. Fachlich und menschlich eine charismatische Ausnahmeerscheinung, die Inkarnation des grundanständigen, verantwortungsvollen Arztes. Aber gerade das war ein Problem für die machtgierige Verwaltungsdirektorin, die in „ihrem" Spital systematisch einen Chefarzt nach dem anderen auswechselte. Die Maxime dieser Direktorin sei Lügen, Betrügen und Manipulieren. Der Verwaltungsrat sah den Entlassungen untätig zu, zu lukrativ waren die Vergütungen für das „kollektive Versagen". Das moderne Beispiel eines Wilhelm Tell, der sich vor dem Hut des Landvogtes nicht beugen wollte.

Während es im erstgenannten Fall sinnvoll erscheint, die Option Vergebung mit dem Patienten zu thematisieren, ist es in den beiden letztgenannten Fällen mit Vergebung und Positiver Psychotherapie allein nicht getan. Es geht für diese Burn-out-Patienten vorrangig um ein Verarbeiten der erlittenen Schicksalsschläge, d.h. zu verstehen, was Psychopathen anrichten können.

10.5 Die psychopathische Störung

Der holländische Hirnforscher Dick Swaab hat die psychopathische Störung sehr anschaulich beschrieben: „Psychopathie ist eine antisoziale (dissoziale) Persönlichkeitsstörung, die mit einem Mangel an Angst einhergeht, was unter anderem mit Veränderungen der *Amygdalafunktion* in Zusammenhang steht. Menschen, die an Psychopathie leiden, können in aller Gelassenheit Risiken eingehen und bleiben auch unter großem Druck ruhig. Mögliche Strafen haben keinen Einfluss auf ihr Verhalten. Manche Hirnstrukturen wie der *orbitofrontale Kortex* und die *Mittellinienstrukturen des präfrontalen Kortex* können bei ihnen etwa 20 Prozent kleiner sein als gewöhnlich, und auch der *vordere cinguläre Kortex* und die *Insula* weisen bei ihnen nicht die normale Größe auf. Zudem sind eine Reihe von Hirnstrukturen weniger stark miteinander verbunden. Dies betrifft vor allem die Verbindungen zwischen der Amygdala und dem orbitofrontalen und ventromedialen präfrontalen Kortex sowie zwischen dem rechten ventralen frontalen und dem temporalen Kortex.

Einige Eigenschaften gehen auf das Konto des kleineren präfrontalen Kortex, besonders der Mangel an Impulsbeherrschung, Empathie und Selbstwahrnehmung, das pathologische Lügen, Betrügen und Manipulieren und der Hang zu Alkohol- und Drogenmissbrauch. Eigentlich entwickeln Psychopathen niemals intensive Gefühle in Bezug auf andere Menschen, sollten sie jedoch nicht ihren Willen bekommen, werden sie durchaus ärgerlich und legen plötzlich ein destruktives Verhalten an den Tag. Sie können andere schamlos missbrauchen und gnadenlos sein; sie sind narzisstisch und geben für Probleme immer anderen die Schuld. Allerdings können sie auch außerordentlich charmant wirken und mit ihrer oftmals überdurchschnittlichen Intelligenz ihre Defizite sehr geschickt und effektiv kaschieren. Sie gehen direkt auf ihr Ziel zu, und dieses Ziel ist gewöhnlich eines, das ihnen selbst zugutekommt.

Die meisten Erwachsenen mit psychopathischen Zügen sitzen nicht im Gefängnis. Man findet sie vielmehr dort, wo Macht, Status oder Geld zu gewinnen sind. Sie bekleiden Positionen – und das oft äußerst erfolgreich –, in denen ihre machiavellistischen Charakterzüge ausgesprochen nützlich sind. Der kanadische Psychologe Robert H. Hare schätzt, dass etwa fünf Prozent des Führungspersonals in der Wirtschaft deutliche psychopathische Züge zeigen. Um anderer Menschen oder einer Sache willen tun sie nichts. Es geht ihnen allein um Kontrolle, Macht und Dominanz. Andere Menschen kümmern sie ebenso wenig wie der Schaden, den sie anrichten. Ohne mit der Wimper zu zucken, fügen sie anderen großes Leid zu" (Swaab, 2017, S. 320–323).

10.6 Die emotional instabile Störung

Es gibt eine weitere psychische Krankheit, unter der die Umwelt oft enorm leidet und die bei den Angehörigen zu Erschöpfungsdepression und Burn-out führt: die emotional instabile Persönlichkeitsstörung vom Borderline-Typ. Patienten mit Borderline-Störung sind hochsensibel für Zurückweisungen aller Art, was sich durch eine stärkere Aktivierung der *Amygdala* im Allgemeinen dokumentiert. Sie weisen auch eine stärkere Aktivierung des *anterioren Cingulum* auf, wenn sie Bilder von Menschen sehen, die stressvollen Situationen alleine ausgesetzt oder sozial ausgeschlossen sind. Erinnerungen der Verlassenheit sind mit einer erhöhten beidseitigen Aktivierung im *dorsolateralen Präfrontallappen* und einer verringerten Aktivierung des rechten anterioren Cingulum verknüpft. Vermutlich befindet sich ihr Gehirn in hoher Alarmbereitschaft hinsichtlich drohender Gefahr, eintreffende Informationen werden missdeutet und verzerrt (vgl. Cozolino, 2016, S. 228–229).

„Es ist extrem belastend, mit einer Person zusammenzuleben oder zusammen zu sein, die jederzeit ohne ersichtlichen Anlass zum Angriff übergehen kann. Um zumindest eine begrenzte Kontrolle über das scheinbar höchst unberechenbare Borderline-Verhalten zu gewinnen, nehmen Angehörige oft eine „Habachtstellung" ein, um belastende Verhaltensweisen des Borderliners voraussagen zu können. Kann man antizipieren, wann diese Verhaltensweisen eintreten, dann kann man entweder seine Verteidigung vorbereiten oder es aber zumindest vermeiden, von Wut und ausagierendem Verhalten überrumpelt zu werden. Jedoch setzt diese Habachtstellung eine erhöhte physische und psychische Wachsamkeit voraus, die mit der Zeit zu einem Dauerstress-Zustand wird. In der Folge manifestieren sich oft auch körperliche Stresssymptome wie Kopfschmerzen, Magenulcera, hoher Blutdruck und andere Krankheiten" (Mason, 2014, S. 128–129). In der Psychotherapie geht es für diese Angehörigen zunächst vorrangig um Psychoedukation, damit die komplexe Symptomatik der Borderline-Störung und ihre Beziehungsdynamik besser durchschaut werden. Aus diesem Verständnis können möglicherweise neue Handlungsoptionen abgeleitet werden.

Es gilt genau hinzuschauen, mit wem man sich beruflich und privat umgibt. Gerade bei der Wahl des Arbeitsplatzes sollten die passenden Vorgesetzten und Kollegen oberste Priorität haben, vor dem Gehalt und anderen Vorzügen. Deepak Chopra schreibt: „Verbringen Sie Ihre Zeit nicht mit Menschen, die Ihre Depression verstärken. Suchen Sie sich Menschen, die dem nahekommen, was Sie für sich selbst anstreben. Legen Sie größeren Wert auf zwischenmenschliche Beziehungen und weniger Wert auf Ablenkungen und Konsumverhalten. Lernen Sie, sich selbst nachträglich die nötige elterliche Fürsorge zukommen zu lassen, indem Sie reife, emotional gesunde Menschen finden, die liebevoll sind, andere akzeptieren und über Sie kein Urteil abgeben" (Chopra & Tanzi, 2014, S. 117). Diese Anregungen werden in Kap. 16 „Positive Beziehungen" weiter vertieft.

Literatur

Bonelli, R.M. (2014). Verbitterung und Vergebung. In M. Utsch, R.M. Bonelli & S. Pfeifer (Hrsg.), *Psychotherapie und Spiritualität – Mit existenziellen Konflikten und Transzendenzfragen professionell umgehen* (S. 203–209). Berlin, Heidelberg: Springer.

Chopra, D. & Tanzi, R.E. (2014). *Superbrain – Angewandte Neurowissenschaften gegen Alzheimer, Depression, Übergewicht und Angst*. München: Nymphenburger.

Cozolino, L. (2016). *Why therapy works – using our minds to change our brains*. New York: Norton.

Hesse, H. (2008). *Stufen – Vom Zauber des Neubeginns*. München: Knaur.

Mason, P.T. & Kreger, R. (2014). *Schluss mit dem Eiertanz – Für Angehörige von Menschen mit Borderline*. Köln: Balance.

McCullough, M.E., Root, L.M., Tabak, B.A. & van Oyen Witvliet, C. (2011). Forgiveness. In S.J. Lopez & C.R. Snyder (Eds.), *The Oxford handbook of positive psychology* (pp. 427–435). New York: Oxford University Press.

Peterson, C. & Seligman, M. (2004). *Character strengths and virtues – a handbook and classification*. New York: Oxford University Press.

Rashid, T. (2013). Positive psychology in practice: positive psychotherapy. In S.A. David, I. Boniwell & A.A. Conley (Eds.), *The Oxford Handbook of Happiness* (pp. 978–993). Oxford: Oxford University Press.

Swaab, D. (2017). *Unser kreatives Gehirn - Wie wir leben, lernen und arbeiten*. München: Droemer.
Vaillant, G.E. (2008). *Spiritual evolution - a scientific defense of faith*. New York: Broadway Books.
Worthington, E.L., Wade, N.G. & Hoyt, W.T. (2014). Positive Psychological interventions for promoting forgiveness: history, present status, and future prospects. In A. Parks & S.M. Schueller (Eds.), *The Wiley Blackwell handbook of positive psychological interventions* (pp. 20–41). Chichester: Wiley Blackwell. http://doi.org/10.1002/9781118315927.ch2

11 Rhythmus

„Das Wesentliche sind Geheimnisse, die außerhalb des Denkens liegen, wie Geburt, Liebe und Tod."
Rebekka Reinhard[11]

Zu viel Arbeit ist ungesund und kann Burn-out verursachen, insbesondere steigt bei einem Wochenarbeitspensum über 55 Stunden bzw. bei einer sitzenden Tätigkeit über 6 Stunden pro Tag das Risiko für Herzinfarkt und Schlaganfall signifikant an. Außerdem sind Menschen, die mehr als 48 Wochenstunden arbeiten, weniger glücklich (Dolan, 2014, S. 79). Nichtstun macht aber auch nicht glücklich, Arbeitslosigkeit hat einen ausgeprägt negativen Einfluss auf die Lebenszufriedenheit. Arbeit gibt der erlebten, täglich zur Verfügung stehenden Zeit eine Struktur. Freizeit wird vor allem wertgeschätzt, wenn sie rar ist, als Gegenstück zur Arbeit. Darüber hinaus ist Arbeit – abgesehen vom Salär – in der Regel wertvoll hinsichtlich persönlicher Identität, sozialem Status, Sinnstiftung und Erweiterung des sozialen Umfelds (vgl. Peterson, 2013, S. 178–180).

Ein sinnvoller Mittelweg könnte sein, den natürlichen Rhythmus des Lebens wiederzufinden. Anders gesagt: Es wäre erstrebenswert, möglichst nach der eigenen Chronobiologie, d.h. nach dem eigenen biologischen Rhythmus zu leben und zu arbeiten. Das heißt auch, neu zu entdecken, dass wir biologische Organismen sind, die sich im Laufe der Evolution optimal daran angepasst haben, in ihrer natürlichen Umgebung zu funktionieren. Und dies bedeutet wiederum, jeden Tag, nachdem das Tagewerk vollbracht ist, aufs Neue bewusst loszulassen und herunterzufahren und dieser Umstellung vom Sympathikus zum Parasympathikus am Abend Zeit und Muße zu geben. Die Natur macht es uns eigentlich vor, doch in unserer technisierten Welt haben wir es weit darin gebracht, die natürlichen Bedürfnisse des Körpers zu ignorieren.

---

11 Reinhard, 2009, S. 61.

11.1 Tag-Nacht-Rhythmus

Jeder Mensch besitzt eine innere Uhr mit einem 24-Stunden-Tag-Nacht-Rhythmus, der von der Zeitdauer einer Erdumdrehung nur geringfügig abweicht. Diese innere Uhr wird gesteuert durch den Nucleus suprachiasmaticus in unmittelbarer Nähe der Sehnervenkreuzung. Auch Blinde haben die Fähigkeit, ihren Körperrhythmus mit dem äußeren Tag zu synchronisieren, allerdings nehmen sie das Licht mit dem Sehfarbstoff Melanopsin in den Sehzellen des Augenhintergrunds nicht bewusst wahr, nur ihr vegetatives System und ihre Körperrhythmen stellen sich darauf ein. Am Abend und im Schlaf wird das Hormon Melatonin gebildet. Melatonin ist unser bestes Antioxidans, außerdem ist es dafür verantwortlich, dass wir müde werden. Die Produktion von Melatonin wird durch helles Licht unterdrückt, der Sehfarbstoff Melanopsin ist für blaues, tageslichtähnliches Licht besonders empfindlich. Schon ganz schwaches Licht zur falschen Uhrzeit kann den körpereigenen Rhythmus empfindlich stören.

Machen wir uns bewusst, dass noch vor drei bis vier Generationen elektrisches Licht gar nicht verfügbar war. Unsere Urgroßeltern standen mit den Hühnern auf und gingen kurz nach Sonnenuntergang wieder ins Bett. Oder sie saßen an einem offenen Kamin zusammen. Wir wissen heute, dass das gelblich-rötliche Licht des Feuers abends nicht schadet, da es die Produktion des Melatonins nicht stört. Nächtliches Hängenbleiben vor Fernseher, PC oder Smartphone, die blaues, die Melatoninproduktion hemmendes Licht ausstrahlen, gab es damals dagegen noch nicht.

Menschen mit der Diagnose Schlafstörung zeigen ein massiv verstärktes Auftreten verschiedenster Erkrankungen, u.a. leiden sie doppelt so häufig an Depressionen wie Menschen mit gesundem Schlafverhalten und haben ein dreimal höheres Burn-out-Risiko. Die WHO beurteilt häufig wechselnde Nacht- und Schichtarbeit sowie Jetlag durch Überfliegen mehrerer Zeitzonen in Ost-West-Richtung, die biologische Rhythmen stören, sogar als wahrscheinlich kanzerogen (vgl. Moser, 2017, S. 13–25).

11.2 Schlaf und Kognition

Gesunder Schlaf hinsichtlich Quantität, Qualität und regelmäßigen Aufsteh- und Zubettgeh-Zeiten ist wohl der wichtigste Einflussfaktor der Lebensführung auf die geistige Leistungsfähigkeit. Bei Erwachsenen zeigte sich, dass eine Schlafdauer von sieben bis acht Stunden zu einem maximalen Nutzen für Gesundheit und kognitive Funktionen führt. Eine aktuelle Studie zum Schlafverhalten von Erwachsenen in den USA ergab allerdings, dass ca. 30 Prozent der Erwachsenen sechs oder weniger Stunden pro Tag schlafen. Als Risikofaktoren für zu wenig Schlaf fanden sich Depression oder Angststörungen, Nikotinabhängigkeit, Alkoholabhängigkeit, kardiovaskuläre Krankheiten oder Diabetes, Übergewicht, chronische Schmerzen, respiratorische Probleme, niedriger sozioökonomischer Status, hohes Lebensalter, Elternschaft mit kleinen Kindern und überlange Arbeitstage mit Arbeit bis in die Abend- und Nachtstunden. Die Prävalenz von Kurzschlaf mit einer Schlafdauer von sechs oder weniger Stunden ist bei Vollzeit-Arbeitenden über die vergangenen 30 Jahre signifikant angestiegen.

Schlafentzug scheint die Funktionen des präfrontalen Kortex zu beeinträchtigen. Personen mit Schlafentzug zeigen oft Veränderungen von Kognition, Emotionen und Verhalten, wie sie auch bei Patienten mit Dysfunktion des Frontalhirns auftreten. Außerdem zeigte sich bei Schlafentzug eine verstärkte Aktivierung in mehreren Hirnregionen im Vergleich zu ausgeschlafenen Probanden, sodass die kompensatorische Adaptionshypothese formuliert wurde.

Die Theorie der Wachstadium-Instabilität besagt, dass bei Schlafentzug eine Spannung zwischen dem Schlafdruck und den zirkadianen Rhythmen, die Wachheit veranlassen, entsteht. Dies führt zu einer Instabilität des Wachstadiums, die in Aufmerksamkeitslücken oder „Mikroschlaf" und in einer verstärkten kompensatorischen Anstrengung resultiert, um wach zu bleiben. Die kumulierte Wachzeit jenseits von 16 Stunden pro Tag („cumulative excess wakefulness") bestimmt vermutlich das Ausmaß der kognitiven Beeinträchtigungen bei Schlafmangel. Studien zeigten einen nahezu linearen Zusammenhang zwischen den Wachstunden über 16 Stunden hinaus und den auftretenden Aufmerksamkeitslücken.

In einer Studie über einen Beobachtungszeitraum von 14 Tagen fanden sich bei nur vier oder sechs Stunden Schlaf pro Nacht deutlich fortdauernde Defizite von Aufmerksamkeit, Arbeitsgedächtnis und Informationsverarbeitungsgeschwindigkeit im Vergleich zu einem achtsündigen Schlaf. Bei nur vier Stunden täglich im Bett während 14 Tagen war die kognitive Leistungsfähigkeit bereits so reduziert wie nach zwei Nächten mit totalem Schlafentzug. Chronischer Schlafmangel während zwei Wochen kann sich also bereits so nachteilig auf die Kognition auswirken wie vollständiger Schlafmangel über zwei Nächte. Dabei berichteten die Probanden mit chronischem Schlafmangel lediglich von geringfügiger Schläfrigkeit, auch wenn ihre kognitive Leistungsfähigkeit so schlecht war wie bei der Gruppe mit vollständigem Schlafentzug. Dies deutet darauf hin, dass bei Personen mit chronischem Schlafmangel die Gefahr besteht, dass sie ihre kognitiven Fähigkeiten überschätzen (vgl. Randolph, 2013).

11.3 Wochenrhythmus

Warum hat eine Woche gerade sieben Tage? Chronobiologische Untersuchungen zeigen für verschiedene Heilungs- und Regenerationsvorgänge eine zirkaseptane Rhythmik, also einen Sieben-Tage-Rhythmus. In anstrengenden Zeiten ist ein optimaler Tagesrhythmus oft nicht einzuhalten; umso wichtiger ist dann das Wochenende, um Lebensenergie wiederzufinden und die eigene Gesundheit zu bewahren. Mindestens ein Tag pro Woche sollte deutlich anders gestaltet werden als der normale Arbeitstag. Noch besser ist es, an zwei Tagen zu pausieren, das Handy auszuschalten und Zeit für sich selbst und die Familie zu finden (vgl. Moser, 2017, S. 105–121). „Sobald das Wochenende vor der Tür steht, lassen Sie sich erst einmal ein heißes Bad ein. Schließen Sie die Augen. Denken Sie an die Ureinwohner einer Südseeinsel, die schläfrig unter Palmen sitzen und darauf warten, dass eine Kokosnuss herabfällt", rät uns die Münchner Philosophin Rebekka Reinhard (Reinhard, 2009, S. 65). Der Höhenmediziner Oswald Oelz ergänzt: „Arbeiten Sie am Wochenende nicht! Es ist dann egal, ob Sie Marathon laufen, spazieren, kochen, Bratsche spielen, Hesse lesen, Rosen oder Schafe züchten, um Ihre Batterien wieder aufzuladen und den Geist frei zu lüften. Aber Sie müssen es tun und dabei Ihre Bank, Ihr Spital, Ihr Büro oder Ihre Bierbrauerei vergessen" (Oelz, 2009, S. 33). Wenn sich am Wochenende die Erholungsfähigkeit nicht mehr einstellt, ist dies ein ernstes Anzeichen für Burn-out.

11.4 Rhythmus der Jahreszeiten

Der Hochsommer ist die richtige Zeit, um sich Erholung zu gönnen. Die Seen laden zum Baden ein, die Berge zum Wandern. In einer Studie, die in einer Ferienregion mit Badeseen durchgeführt wurde, zeigten die Versuchspersonen am Ende der Ferien einen signifikanten Anstieg der Parasympathikus-Aktivität, sie fühlten sich entspannter und hatten weniger körperliche Beschwerden. Als Kontrollgruppe wurde eine Reisegruppe von Lehrern untersucht, die eine Kulturreise durch Italien unternahmen. Letztere kamen gestresster zurück, als sie weggefahren waren. Aus vielen Untersuchungen ist bekannt, dass ein Jahresurlaub mindestens drei Wochen am Stück dauern sollte (vgl. Moser, 2017, S. 105–121).

Der Winter ist die Zeit der Besinnung. In früheren bäuerlichen Gesellschaften wurden im Winter Geräte repariert, Stoffe gewebt und Kleider genäht und es gab viel Zeit zum Geschichtenerzählen. Das alles ist Vergangenheit. „Vorbei die langen Winterabende, an denen sich fünfzehn oder zwanzig Menschen in der großen Stube drängten, um über das Land, das Vieh, die Almen zu sprechen und denen zu lauschen, deren Erinnerung, deren Phantasie, deren Gabe sie zu den Erzählern des Dorfes gemacht hatten" (Guex, 2009, S. 6). So lautet eine Beschreibung des Lebens im Wallis Anfang des 20. Jahrhunderts. Als ein Ausdrucksmedium persönlicher Erfahrungen und geteilter Werte verbinden Geschichten Familien, Stämme und Nationen miteinander, schaffen Kultur und Identität und vernetzen uns zu einem Gruppengeist. Diese Verbindungen unterstützen wiederum die Funktionsweise jedes einzelnen Gehirns. Durch Erzählungen von den Älteren an die Kinder werden Wissen und Weisheit über Generationen hinweg weitervermittelt (vgl. Siefer, 2015, S. 157–159).

11.5 Geschichten und kognitive Entwicklung

Geschichten zu hören, ist eine Form des Lernens, die alle Elemente zur Stimulation der Neuroplastizität des Gehirns umfasst. An dieser Stelle sei ein kleiner Exkurs erlaubt: Die Zahl der gehörten Wörter scheint für die kognitive Entwicklung von Kindern von großer Bedeutung zu sein. Eine Studie der University of Kansas erfasste, wie viel Eltern aus unterschiedlichen sozialen Schichten mit ihren Kindern redeten. Jeden Monat wurden 42 Familien besucht und die Interaktion zwischen Eltern und Kindern wurde eine Stunde lang aufgezeichnet. Die aufwendige Analyse später zeigte eklatante Unterschiede. In Familien, die Sozialhilfe bezogen, hörten die Kinder 600 Wörter in der Stunde, in Arbeiterfamilien waren es 1200 Wörter und in Facharbeiterfamilien 2100 Wörter. Schon im Alter von drei Jahren hatten sich die Unterschiede zwischen Sozialhilfe- und Facharbeiterfamilien zu dem enormen Wert von 30 Millionen Wörtern addiert – mit weitreichenden Folgen für die geistige Entwicklung der Kinder. Je mehr Wörter sie gehört hatten, umso besser waren ihr eigener Wortschatz, die Leistungen in der Schule generell und die in Tests erfasste kognitive Intelligenz (IQ). Worte aus dem Fernseher hatten keinen fördernden, sondern eher einen nachteiligen Effekt. Es geht also um persönliche Gespräche. Wenn verbale Interaktionen Bezüge zu Empfindungen, Gefühlen, Verhaltensweisen und Wissen einschließen, bieten sie ein Medium, durch welches das Gehirn des Kindes in die Lage versetzt wird, verschiedene Erfahrungsaspekte und eine Reihe unterschiedlicher neuronaler Netzwerke, die sie verarbeiten, zu integrieren (vgl. Siefer, 2015, S. 157–159).

11.6 Der phänologische Kalender

Unsere Vorfahren haben an den kostbaren, langen Sommertagen oftmals enorm viel gearbeitet, aber ein Burn-out haben sie nicht bekommen. Sie durften den Winter nahezu im Winterschlaf verbringen und sich monatelang regenerieren – ein Leben im Rhythmus der Natur. Nehmen wir heute den Jahresrhythmus mit seinen Jahreszeiten überhaupt noch wahr? Genauer besehen sind es sogar nicht vier, sondern nach dem phänologischen Kalender zehn Jahreszeiten: Vorfrühling, Erstfrühling, Vollfrühling, Frühsommer, Hochsommer, Spätsommer, Frühherbst, Vollherbst, Spätherbst und Winter.

Eine Methode, mehr im Rhythmus der Jahreszeiten zu leben, ist die genaue Beobachtung der Veränderungen, die in der Natur vor sich gehen. Ein Meister solcher Beobachtung war Henry David Thoreau (1817–1862). In seinem Buch „Walden“ beschrieb er die Natur am Waldensee in Massachusetts (Thoreau, 2015). Ein zeitgenössischer Autor solcher Naturbeobachtungen ist der englische Farmer und Schriftsteller John Lewis-Stempel mit der Erzählung „Ein Stück Land“ über seinen Bauernhof in der englischen Grafschaft Hertfordshire (Lewis-Stempel, 2017). Eine Schlussfolgerung, die sich daraus ergeben könnte: Machen wir uns wieder mit dem wirklichen Leben um uns herum vertraut, indem wir unsere Zeit scheinbar unbedeutenden Dingen schenken. Entschleunigung tritt unmittelbar ein (vgl. Reinhard, 2009, S. 66).

11.7 Verweigerung

Mit dem Wohlstand steigt in der Regel auch der Zeitmangel! (Dolan, 2014, S. 72). Die meisten von uns führen ein derart temporeiches, hektisches Leben, dass sie unter konstantem Zeitdruck stehen. Wissenschaftliche Untersuchungen zeigen, dass Zeitknappheit – im Vergleich zu einem Überfluss an Zeit – einer der häufigsten Glückskiller ist. Zeitdruck ist eine bedeutende Ursache von negativen Stimmungen und Burn-out. Die perfekte Zeit- und Terminplanung, um noch mehr in einem Tag unterzubringen, gibt das Gefühl, überhaupt keine Zeit mehr zu haben. Das Paradox ist: Wer sich umgekehrt Zeit nimmt, um wirklich die Gegenwart wahrzunehmen und zu spüren, der hat auch sofort das Gefühl, Zeit zu haben. Oswald Oelz betont die Bedeutung von Verweigerung: „Wir können in unserem Leben nicht alles machen, wir können nicht alles erreichen, und wir werden immer Unerledigtes zurücklassen. Eine essentielle Voraussetzung, unseren Berufsalltag und unser Privatleben von allzu viel Hektik zu befreien, ist die konsequente Verweigerung gegenüber Ungeliebtem, das nicht unbedingt sein muss. Denn wenn wir mehr, mehr und noch mehr machen, haben wir nichts davon“ (Oelz, 2009, S. 32–33).

11.8 Tagträumen

Was passiert in Ruhephasen, wenn zielorientiertes Verhalten heruntergefahren wird und wir einfach nur entspannen? Das Gehirn schaltet um in einen organisierten, geordneten Leerlaufmodus, das sogenannte Default Mode Network (Ruhezustandsnetzwerk oder Bewusstseinsnetzwerk) wird aktiviert. Diese synchrone Aktivität zeigt sich vor allem in vier Hirnarealen: (1) der *hintere Teil des Gyrus cinguli*, der an der assoziativen Verknüpfung von Erinnerungen und Gefühlen beteiligt ist, (2) der *hintere Parietallappen*, in dem die visuellen Sinneseindrücke zu einem großen Ganzen verknüpft werden, (3) der *Hippocampus* als zentrale Konsolidierungsstelle des visuellen Gedächtnisses und (4) der *mediale präfrontale Kortex*, der für Entscheidungen und die Bewertung von Wahrscheinlichkeiten zuständig ist (vgl. Birbaumer, 2016, S. 88–99).

„Im Stress achten wir nicht besonders auf das, was wir tun sollten. Wir nehmen nur das wahr, was wir tun müssen – Dinge, die uns nicht verwundern, nicht erschüttern, nicht inspirieren, nicht nachdenklich werden lassen. Wir registrieren nur, was wir schon kennen. Wir haben ja keine Zeit, denken wir. Und so ziehen die Tage grußlos an uns vorüber, ohne dass wir ausschöpfen, was in ihnen liegt. Doch wir können keine Zeit gewinnen, indem wir sie sparen. Es gibt kein Konto, auf dem wir unsere Zeit einzahlen könnten, damit sie sich vermehrt. Wir können noch so viele Uhren tragen, um die Zeit zu messen, wir können noch so viele Handys benutzen, um sie zu zerteilen. Das beste Timing kann uns nicht helfen, unsere verrinnende Lebenszeit aufzuhalten“ (Reinhard, 2009, S. 61, 63–64).

Wenn wir dagegen tagträumen, erreichen wir vielleicht nicht unser unmittelbares Ziel. Doch womöglich nutzen wir diese Zeit, um bedeutsameren Fragen in unserem Leben nachzugehen. Weite Teile des Default-Mode-Netzwerks sind identisch mit jenen Hirnzentren, die bei allen Arten von Selbstprojektion als besonders aktiv identifiziert wurden. Selbstprojektion heißt u. a., dass wir uns in andere Menschen hineinversetzen oder uns selbst von außen betrachten. Jedenfalls scheint es beim Tagträumen vor allem darum zu gehen, die Perspektive zu wechseln und sich vorzustellen, was andere über uns denken und was wir tun und empfinden würden, wenn wir jemand anderes wären (vgl. Birbaumer, 2016, S. 88–99).

In einer Untersuchung der Universität Harvard fragte ein Forscherteam Probanden mit einer speziellen iPhone-App, was sie gerade machen, ob sie mit den Gedanken bei der Sache sind und wie glücklich sie sich gerade fühlen. Es zeigte sich, dass die Probanden 47 Prozent ihres Wachlebens in Gedanken woanders waren als bei ihrer gegenwärtigen Tätigkeit und dass sie in diesem weniger präsenten bzw. achtsamen Zustand auch weniger glücklich waren. Vermutlich waren die Probanden u.a. unzufrieden über ihre geringe Konzentrationsfähigkeit, die sie davon abhielt, Ziele effizient zu erreichen. Oder sie waren bei vielen Tätigkeiten ihres Tagesablaufes gar nicht von der Sache selbst erfüllt, sodass sie weniger glücklich in Gedanken abschweiften (Killingsworth, 2010).

Andererseits sind Ruhepausen für das Gehirn notwendig, auch kreatives Denken kann man nicht erzwingen. Es funktioniert nur, wenn das Denken nicht willentlich auf bekannte Zusammenhänge fokussiert wird, sondern der frei wandernde Geist wie von selbst bestehende Gedächtnisinhalte neu assoziativ verknüpft. Deshalb kommen die besten Ideen z.B. morgens unter der Dusche, nachdem die Lösung tatsächlich im Schlaf gefunden wurde.

Daraus folgt zum einen, dass wir uns Pausen zum „Abschalten" bewusst erlauben und sie planen sollten, damit wir den Ruhezustand auch genießen können. Und zum anderen ist Tagträumen vor allem angenehm für Menschen, die in sich ruhen. Depressive driften beim Tagträumen in der Regel in ein unangenehmes Grübeln und Gedankenkreisen, eben weil das Tagträumen neurobiologisch darauf ausgerichtet ist, über sich selbst zu reflektieren. Das führt in einem Zustand mit negativem Selbstbild nur zu einer weiteren Verschlimmerung der Situation. Für Depressive sind daher eher kognitive Strategien sinnvoll, wie sie im Kap. 12 über Achtsamkeit dargestellt werden.

Literatur

Birbaumer, N. & Zittlau, J. (2016). *Denken wird überschätzt - Warum unser Gehirn die Leere liebt.* Berlin: Ullstein.

Dolan, P. (2014). *Absichtlich glücklich - Wie unser Tun das Fühlen verändert.* München: Pattloch.

Guex, A. (2009). Das Wallis. In Cosey (B. Cosandey), *Auf der Suche nach Peter Pan.* Ludwigsburg: Cross Cult Amigo Grafik.

Killingsworth, M.A., Gilbert, D.T. (2010). *A Wandering Mind Is an Unhappy Mind.* Science *330* (11), 932. http://doi.org/10.1126/science.1192439

Lewis-Stempel, J. (2017). *Ein Stück Land - Mein Leben mit Pflanzen und Tieren.* Köln: DuMont.

Moser, M. (2017). *Vom richtigen Umgang mit der Zeit - Die heilende Kraft der Chronobiologie.* Berlin: Allegria/Ullstein.

Oelz, O. (2009). *Adrenalin, Bullshit und Chemotherapie.* Basel: Echtzeit.

Peterson, C. (2013). *Pursuing the Good Life - 100 Reflections on Positive Psychology* (pp. 178–180). New York: Oxford University Press.

Randolph, J.S. & Randolph, J.J. (2013). Modifiable lifestyle factors and cognition through midlife. In J.J. Randolph (Ed.), *Positive neuropsychology: evidence-based perspectives on promoting cognitive health* (pp. 25–55). New York: Springer.

Reinhard, R. (2009). *Die Sinn-Diät - Warum wir schon alles haben, was wir brauchen.* München: Ludwig.

Siefer, W. (2015). *Der Erzählinstinkt - Warum das Gehirn in Geschichten denkt.* München: Hanser. http://doi.org/10.3139/9783446444744

Thoreau, H.D. (2015). *Walden oder Leben in den Wäldern.* Zürich: Diogenes.

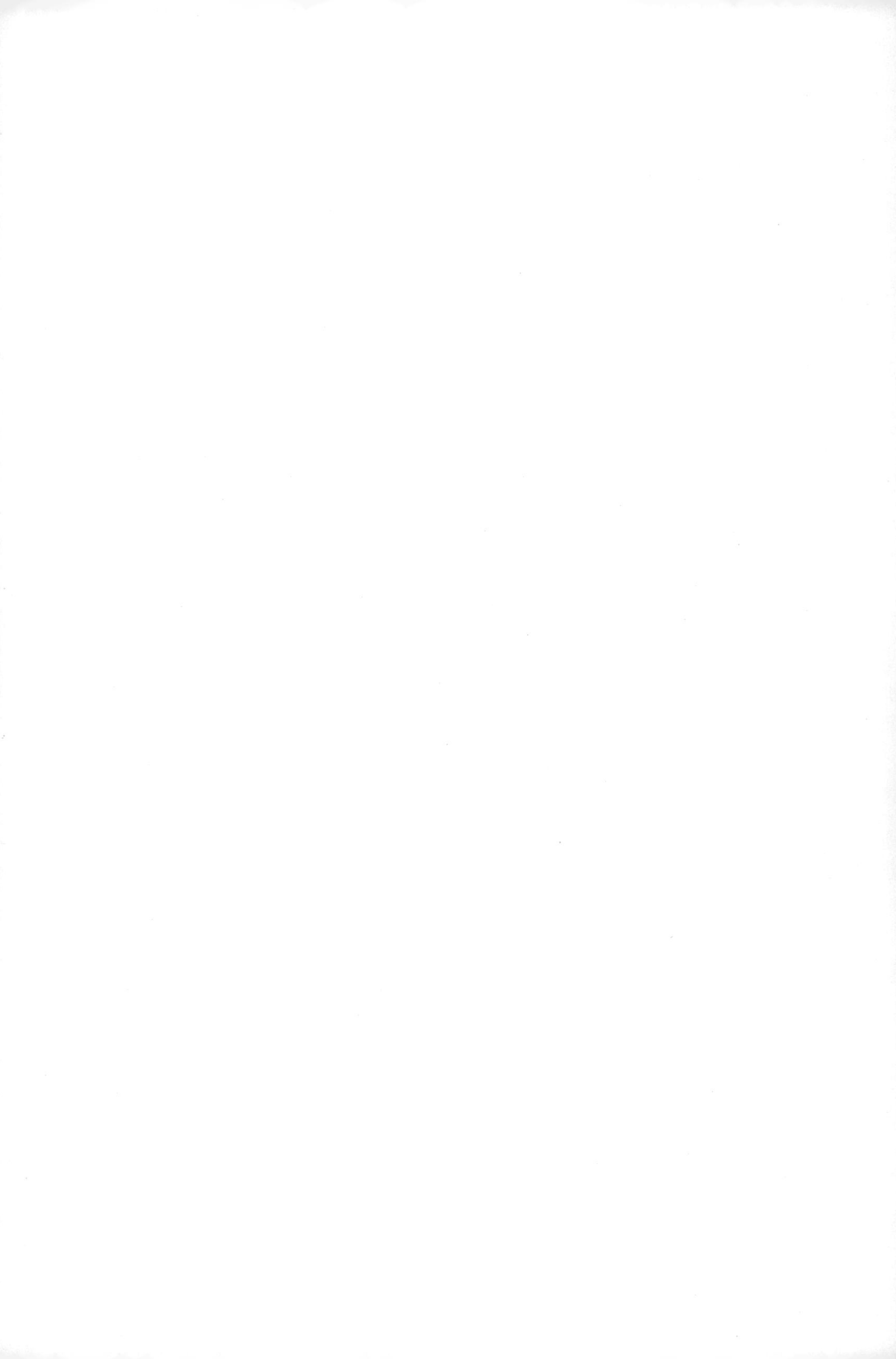

12
Achtsamkeit

„There is no paradise beyond that which is already present,
even if still hidden from our view."

„Es gibt kein Paradies jenseits von dem,
was bereits gegenwärtig ist, auch wenn es sich unserem Blick noch verbirgt."
Ian Baker[12]

„Das Sein wird leicht, so klar wie diese Landschaft,
kein Geschwätz, nichts Unnötiges, kein Gebalze, nur Gehen."
Oswald Oelz[13]

„Sobald du an der Spüle stehst, die Ärmel hochkrempelst und die Hände ins warme Wasser tauchst, ist es eigentlich ganz angenehm. Es macht mir Spaß, mir mit jedem Geschirrstück Zeit zu lassen, wobei mir das Geschirr, das Wasser und alle Bewegungen meiner Hände ganz bewusst sind. Ich weiß, wenn ich mich beeile, wird die Zeit des Geschirrspülens unangenehm und ist es nicht wert, gelebt zu werden. Das wäre schade, da jede Minute, jede Sekunde des Lebens ein Wunder ist! Das Geschirr und die Tatsache, dass ich hier stehe und es abwasche, sind Wunder! Ich muss zugeben, dass ich mit dem Abspülen ein bisschen länger brauche, aber ich lebe voll in jedem Moment und bin glücklich." So wird Achtsamkeit beschrieben von dem vietnamesischen buddhistischen Mönch Thich Nhat Hanh (2007, S. 40–41).

---

12 Baker, 2004, S. 406.
13 Oelz, 2009, S. 164.

12.1 Die Kunst, präsent zu sein

Es besteht eine allseitige Übereinkunft im philosophischen und psychologischen Diskurs, *dass Achtsamkeit in den fundamentalen Funktionen des Bewusstseins, nämlich Aufmerksamkeit und Metabewusstheit, verwurzelt ist.* Diese Basisfunktionen ermöglichen eine fokussierte Präsenz bzw. Gegenwärtigkeit gegenüber der umgebenden Realität. Dabei können die eigenen Gedanken, inneren Bilder, Emotionen, Handlungsimpulse etc. von einer Metaebene als Anteile des andauernden Bewusstseinsflusses beobachtet werden, d.h. nicht nur äußere Ereignisse, sondern auch innere Wahrnehmungen einschließlich geistiger Vorgänge können mit erhöhter Aufmerksamkeit wahrgenommen werden. In der buddhistischen Philosophie ist es eine jahrhundertealte Tradition, diese mentalen Fähigkeiten für einen Zustand erhöhter gedanklicher Klarheit zu trainieren (vgl. Warren Brown, 2009).

Die psychologische Definition von Achtsamkeit nach Bishop et al. (2004) lautet: Allgemein verstanden wird Achtsamkeit als eine Art nicht kognitives, nicht urteilendes, gegenwartszentriertes Gewahrsein beschrieben, in dem Gedanken, Gefühle oder Körperempfindungen, die im Feld der Aufmerksamkeit auftauchen, erkannt und akzeptiert werden – so, wie sie sind.

Diese Definition betont erstens die *nicht urteilende* Natur von Achtsamkeit, die eine Beobachtung mentaler Zustände ermöglicht, ohne sich mit ihnen übermäßig zu identifizieren. Dadurch wird eine Haltung der *Akzeptanz* möglich. Zweitens gibt es zudem eine starke Betonung der *gegenwartszentrierten* Natur der Achtsamkeit, die so verstanden wird, dass sie sich auf das fokussiert, was im gegenwärtigen Augenblick geschieht. Statt unsere Erfahrungen ständig mit Bezug auf Erinnerungen aus der Vergangenheit oder Erwartungen an die Zukunft zu bewerten, müssen wir uns nur dessen gewahr werden, was im Moment geschieht (vgl. Dreyfus, 2013). Ian Baker, Buddhismus-Experte und Entdecker der tibetischen Tsangpo-Wasserfälle, formulierte eindrücklich die Bedeutung einer erfüllten Gegenwärtigkeit (Präsenz) im buddhistischen Weltbild: „Es gibt kein Paradies jenseits von dem, was bereits gegenwärtig ist, auch wenn es sich unserem Blick noch verbirgt" (Baker, 2004, S. 406, Übers. d. Autors).

12.2 Das „Beppo-Prinzip"

Zwischen Achtsamkeit und Burn-out besteht dieser relevante Zusammenhang: Achtsamkeit im Alltag bedeutet nicht, sich mit dem Anspruch permanenter perfekter Aufmerksamkeit zusätzlich zu stressen. Es geht darum, im Hier und Jetzt zu sein und alles andere bewusst auszublenden. Wenn wir unser Glück ständig in die Zukunft projizieren, nehmen wir vor lauter Arbeitssucht am gegenwärtigen Leben nicht teil. Statt immer nur an den nächsten Punkt auf der Liste zu denken, sollte man sich auf die aktuelle Aufgabe oder das aktuelle Gespräch konzentrieren. So machen wir die jeweilige Aufgabe effizienter und mit mehr Freude. Je mehr man gleichzeitig mit verschiedenen technischen Programmen arbeitet (Word, Office-Agenda, SMS, E-Mail etc.), desto höher sind Angst- und Depressionsniveau. Wenn wir vollkommen eins sind mit unserer Tätigkeit, genießen wir sie umso mehr. Die Konzentration auf den Moment ermöglicht den Flow-Zustand vollkommener Absorption, der hochgradig produktiv ist (vgl. Seppälä, 2016, S. 25–52).

Der Roman „Momo", bereits 1973 von Michael Ende geschrieben, hält allen Zeitsparern den Spiegel vor. „Momo oder Die seltsame Geschichte von den Zeit-Dieben und von dem Kind, das den Menschen die gestohlene Zeit zurückbrachte" ist aktueller als je zuvor. Dort findet sich u.a. eine der schönsten Beschreibungen für das oben genannte achtsame Fokussieren nur auf das nahe liegende, unmittelbare Hier und Jetzt – aus einer Zeit vor 45 Jahren, als der Begriff Achtsamkeit noch weitgehend unbekannt war. Die folgende Textpassage aus „Momo" sei hier das „Beppo-Prinzip" genannt: „‚Siehst du, Momo', sagte Beppo Straßenkehrer, ‚es ist so: Manchmal hat man eine sehr lange Straße vor sich. Man denkt, die ist so schrecklich lang; das kann man niemals schaffen, denkt man.' Er blickte eine Weile schweigend vor sich hin, dann fuhr er fort: ‚Und dann fängt man an sich zu eilen. Und man eilt sich immer mehr. Jedes Mal, wenn man aufblickt, sieht man, dass es gar nicht weniger wird, was noch vor einem liegt. Und man strengt sich noch mehr an, man kriegt es mit der Angst, und zum Schluss ist man ganz außer Puste und kann nicht mehr. Und die Straße liegt immer noch vor einem. So darf man es nicht machen.' Er dachte einige Zeit nach. Dann sprach er weiter: ‚Man darf nie an die ganze Straße auf einmal denken, verstehst du? Man muss nur an den nächsten Schritt denken, an den nächsten Atemzug, an den nächsten Besenstrich. Und immer wieder nur an den nächsten.' Wieder hielt er inne und überlegte, ehe er hinzufügte: ‚Dann macht es Freude; das ist wichtig, dann macht man seine Sache gut. Und so soll es sein.' Und abermals nach einer langen Pause fuhr er fort: ‚Auf einmal merkt man, dass man Schritt für Schritt die ganze Straße gemacht hat. Man hat gar nicht gemerkt wie, und man ist nicht außer Puste.' Er nickte vor sich hin und sagte abschließend: ‚Das ist wichtig'" (Ende, 1973, S. 37–38).

12.3 Achtsamkeit im Alltag

Neben der formalen Achtsamkeitspraxis (Meditation, Yoga, Body-Scan etc.) stellt sich die Frage, wie Achtsamkeit im Alltag praktiziert werden kann. Es gibt unbegrenzt viele Möglichkeiten, im Folgenden seien weitere Beispiele aufgezählt:

- Beim morgendlichen Aufwachen einen Moment innehalten, um sich der umgebenden Welt bewusst zu werden. Das Gefühl der Bettdecke, die Qualität des Lichtes im Raum, die Geräusche drinnen und draußen. Den eigenen Atem spüren.
- Beim morgendlichen Kaffee oder Tee die Wärme des Bechers mit den Händen spüren, das Aroma riechen. Aus dem Fenster blicken, die erwachende Welt wahrnehmen.
- Den Weg zum Bus oder Zug zu einem Achtsamkeitsspaziergang machen. Den Boden mit den Füßen spüren, die Bewegung der Beine spüren, den Atem spüren. Die umgebende Welt in diesem Augenblick wahrnehmen, ohne mit den Gedanken in die Vergangenheit oder in die Zukunft abzuschweifen.
- Im Bus oder Zug für eine Weile ohne Ablenkung zu sich selbst finden. Die Zeitung oder Arbeit weglegen, den iPod ausschalten, das Handy auf Flugmodus schalten. Nur den Atem spüren, ein seltener Moment mit Zeit für sich selbst.
- Vor dem Losfahren mit dem Auto einen Moment innehalten, den Atem und den Körper spüren. Sich auf den Vorsatz besinnen, mit entspannter Aufmerksamkeit zu fahren. Entspannt dem Tempolimit folgen. Ohne Musik und ohne Radiosendungen fahren. Auf die sich verändernde Welt außerhalb des Autos achten und auf das Fahren im gegenwärtigen Moment.
- Beim Parken am Arbeitsplatz vielleicht bewusst etwas weiter weg vom Eingang parken, mit der Gelegenheit für ein paar achtsame Schritte zur Arbeit. Oder mit der gleichen Absicht eine Station früher aus dem Bus aussteigen. Das achtsame Laufen genießen.
- Bei Arbeitspausen eine echte Pause machen, ohne Zeitung, ohne Internet. Den Computer verlassen, falls möglich draußen einen kurzen Spaziergang machen.
- In der Mittagspause vielleicht ein- oder zweimal pro Woche in Stille essen. Etwas langsamer als sonst üblich, das Essen in der Ruhe bewusst genießen.
- Die abendliche Reise nach Hause als Zeit zum Umschalten nutzen, um in einen anderen Funktionsmodus des vegetativen Nervensystems einzutreten: Den Stressmodus des Sympathikus herunterfahren und den Parasympathikus zum Einsatz kommen lassen, damit das autonome Nervensystem dem Körper Regeneration und Entspannung ermöglichen kann. Zu Hause vielleicht die Kleidung

wechseln, der Reihe nach jeden begrüßen. Ein paar Minuten in Stille verbringen, um bewusst Hetze und Stress loszulassen. Eine friedvolle Atmosphäre mit Musik, ein gutes Buch, eine Umarmung oder ein Abendspaziergang helfen, die Stresshormonproduktion ohne Alkohol und ohne Beruhigungsmittel zu drosseln. (vgl. Chaskalson, 2011, S. 157–162; Kessler, 2017, S. 98).

- Gehmeditation: Zur Gehmeditation braucht es nicht mehr als einen abgeschiedenen Ort mit ausreichend Platz für mindestens fünf bis zehn Schritte in gerader Linie. Es ist eine Übung in Bewusstheit. Die ganze Aufmerksamkeit auf die Empfindungen richten, die von den Füßen und Beinen kommen. Über jeden Fuß so viele Informationen wie möglich registrieren, während er sich bewegt. Sich vertiefen in die reine Empfindung des Gehens und auf jede feine Nuance der Bewegung achten. Jeden einzelnen Muskel bei der Bewegung spüren. Jede winzige Veränderung erfahren bei der Berührungsempfindung, wenn die Füße gegen den Boden drücken und sich dann wieder heben. Gehmeditation ist dazu bestimmt, das Bewusstsein mit einfachen Empfindungen zu überfluten, so gründlich, dass alles andere beiseitegeschoben wird. Die Füße werden ein ganzes Universum (vgl. Gunaratana, 1996, S. 170–174).
- Meditatives Laufen in der Natur: Das Rascheln des Windes in den Blättern hören, das Rauschen eines Baches, den Gesang der Vögel. Die frische Waldluft riechen. Den Weg unter den Füßen und den eigenen Atem spüren, die Wärme der Sonne auf der Haut. Der Geist beruhigt sich, Laufen zum Selbstzweck, ohne ehrgeizige Ziele, ohne Schnelligkeit. Laufen, um zu laufen (vgl. Winkler, 2014, S. 48–53).

12.4 Achtsamkeitsbasierte Kognitive Therapie

Bereits 1979 konzipierte Jon Kabat-Zinn die Achtsamkeitsbasierte Stressreduzierung (Mindfulness-Based Stress Reduction – MBSR) an der Stress Reduction Clinic des University of Massachusetts Medical Center in Worchester, Massachusetts. Als achtwöchiges Behandlungsprogramm entwickelte er die Kombination aus (1) Meditation im Sitzen (mit Aufmerksamkeitsfokus auf den Atem), Körperscan-Meditation (meist im Liegen durchgeführt, mit Aufmerksamkeitsfokus auf Körperempfindungen) und (3) Hatha-Yoga zur Verbesserung von Körpergefühl, Beweglichkeit und innerer Harmonie (vgl. Williams, 2013).

Zindel Segal, Mark Williams und John Teasdale nahmen das MBSR-Konzept auf und entwickelten es 2002 weiter zur Achtsamkeitsbasierten Kognitiven Therapie (Mindfulness-Based Cognitive Therapy – MBCT). Das Acht-Wochen-Programm kombiniert ein Training in Achtsamkeitsmeditation mit Interventionen kognitiver Verhaltenstherapie. Da das Risiko eines depressiven Rückfalles mit der Anzahl früherer Episoden erheblich zunimmt, und das auch ohne aktuelle negative Lebensereignisse als Auslöser, lernen die Patienten bei der MBCT, negative Gedanken und Gefühle, die eine depressive Episode auslösen könnten, besser wahrzunehmen und sich von Gedankenkreisen und Grübeln zu befreien. Eine detaillierte Darstellung des achtwöchigen Programms findet sich im „Clinical Handbook of Mindfulness", herausgegeben von Fabrizio Didonna (Barnhofer, 2009). Im Folgenden werden kognitives Training und Achtsamkeitsmeditation der MBCT erläutert.

12.4.1 Kognitives Training

Die Patienten trainieren eine verbesserte metakognitive Bewusstheit, indem sie üben, das Auftreten von Gedanken, emotionalen Reaktionen und Körperwahrnehmungen im gegenwärtigen Moment bei sich zu beobachten. Die Patienten lernen also, sich und ihre Gefühle frühzeitig zu beobachten und festzustellen, dass sie meistens unnötig angespannt, verstimmt, unzufrieden, erschöpft, ängstlich oder depressiv sind. Sie erkennen, dass wenige flüchtige Momente der Traurigkeit genügen können, um die Sicht der Dinge und die Interpretation der Welt zu färben.

Patienten mit einem Risiko, an Depressionen zu erkranken, tendieren zu Grübeln und Gedankenkreisen, d.h. zu sich wiederholendem, negativem Denken. Dieses Grübeln führt zu einer weiteren Stimmungsverschlechterung und verstärkt das ohnehin zum Negativen verzerrte Denken. Die Patienten lernen durch das kognitive Training, negative Gedanken bewusst als Gedanken zu benennen, d.h. als geistige Vorgänge, als bloße Vorstellungen zu sehen und nicht unbedingt als die Wahrheit, sodass sie sich von diesen besser distanzieren können.

Die Patienten üben außerdem, sich auf die unmittelbare Erfahrung im gegenwärtigen Moment zu konzentrieren. Denn beim Grübeln ist der Verstand mit Gedanken und Abstraktionen beschäftigt, die von der direkten sinnenhaften Erfahrung weit entfernt sind. Das Grübeln treibt die Gedanken in die Vergangenheit oder in eine konstruierte Zukunft hinein, die jeweils negativ bewertet werden. Wenn der mentale Fokus auf die gegenwärtige Beschäftigung gehalten wird, bleibt zum Grübeln weniger kognitive Kapazität übrig.

Darüber hinaus ist eine Haltung der *Akzeptanz* hilfreich. Damit ist eine nicht urteilende Haltung gemeint, bei der die Dinge so gesehen und gelassen werden, wie sie bereits sind. Die Angewohnheit, sich selbst streng zu beurteilen, tarnt sich als der Versuch, ein besseres Leben zu führen und ein besserer Mensch zu sein, doch in Wirklichkeit fungiert die Angewohnheit des Beurteilens bei depressiven Tendenzen wie ein Tyrann, der nie zufriedengestellt werden kann (vgl. Barnhofer, 2009; Williams, 2009; Williams, 2011).

12.4.2 Meditation

Beim Meditieren wenden wir uns ab von der Eile und von dem Lärm des Alltags. Meditation reduziert Stress, entspannt Geist und Körper. Erfahrene Meditierende berichten von einer verbesserten Wahrnehmung von Bewusstheit und einer verbesserten tiefen Konzentration, und zwar sowohl bei der Meditation als auch im Alltag. Auch die Daueraufmerksamkeit zeigt sich nach einem einmonatigen, intensiven Meditationsretreat bei neuropsychologischer Testung verbessert (Treadway, 2009). In einer Zürcher Studie aus dem Jahr 2019 zeigten Teilnehmer eines achtwöchigen MBSR-Trainings auch signifikante Anstiege in den Charakterstärken Bindungsfähigkeit, Sinn für das Schöne, Dankbarkeit und Spiritualität – diese Charakterstärken scheinen also durch Achtsamkeitstraining kultiviert zu werden (Pang, 2019).

12.4.3 Neurobiologie der Meditation

Hinsichtlich Stress und Psychoneuroimmunologie hat Meditation zahlreiche günstige Auswirkungen: Es kommt zu einem signifikanten Abfall von systolischem und diastolischem Blutdruck und der Herzfrequenz. Anscheinend vermindert Meditation die Aktivität im sympathischen Nervensystem und erhöht sie im Vagusnerv, der das Herz beruhigt – deutlich erkennbar an einer erhöhten *Variabilität der Pulsfrequenz*. Die Labordiagnostik zeigt bei Meditation einen signifikanten Abfall des Serum-Kortisolspiegels und eine bessere Erholung von Kortisolspiegel und Zytokinreaktion nach Stressexposition (chronischer Stress und negative Emotionen erhöhen die Laborwerte des entzündungsfördernden Zytokins Interleukin-6 (IL-6) um das Vielfache). Außerdem kommt es zu einer verstärkten Antikörperbildung nach Grippeimpfung, vermutlich vermittelt über den parasympathischen Ast des autonomen Nervensystems (vgl. Rüegg, 2014, S. 152–155; Jain, 2014).

Zahlreiche Studien zeigten, dass trainierte Achtsamkeitsfähigkeiten assoziiert sind mit mehr angenehmen Gefühlen, weniger unangenehmen Gefühlen und weniger emotionalen Beeinträchtigungen wie depressiven Symptomen, Grübeln, Ängsten und Stress. Weiterhin zeigte sich geschulte Achtsamkeit assoziiert mit effizienteren Strategien zur Emotionsregulation, wie Akzeptanz und das Loslassen von negativen Gedanken. Entsprechend zeigten achtsame Personen im MRT eine geringere bilaterale Amygdala-Aktivierung bei negativen Bilderstimuli und eine größere präfrontale Aktivität (im dorsomedialen, ventrolateralen, medialen und rechten dorsolateralen präfrontalen Kortex), d.h. eine bessere emotionale Regulationskapazität bei Achtsamkeit durch eine stärkere präfrontale Inhibierung der Amygdala (vgl. Warren Brown, 2009).

Meditation hat bei Patienten mit Erschöpfungsdepression und Burn-out eine besondere Bedeutung, da sie direkt antidepressiv wirkt. In Studien reduzierte Achtsamkeitsmeditation das Risiko eines depressiven Rückfalls um 50 Prozent (Segal, 2012). Dieser Effekt lässt sich neurobiologisch nachweisen. Depressive Menschen haben im EEG eine erhöhte Aktivität der rechten Hemisphäre bzw. eine verminderte Aktivität der linken Hemisphäre. Nach MBSR oder MBCT zeigte sich ein Shift der EEG-Aktivität zur linken Seite (die für die Verarbeitung positiver Emotionen zuständig ist).

Bei meditierenden buddhistischen Mönchen fand sich eine Synchronisierung und Zunahme der Amplitude von sogenannten Gammawellen, wohingegen die Amplitude langsamerer Hirnwellen abnahm, vermutlich als Ausdruck eines besonders integralen Bewusstseinszustandes. Außerdem zeigten die Mönche ebenfalls eine dauerhaft stärkere Aktivierung des linken Stirnhirns.

In Neuroimaging-Studien (fMRI, PET) bewirkte Achtsamkeitsmeditation eine verstärkte Aktivierung des dorsolateralen präfrontalen Kortex (zuständig für Aufmerksamkeit und Handlungsplanung) sowie des anterioren cingulären Kortex (zuständig für Antrieb und Motivation) und der Inselregion (zuständig für Selbstwahrnehmung). Eine Hypothese für die erhöhte Aktivität der Inselregion während der Meditation gesunder Probanden ist, dass die erhöhte Aktivität die sorgsame Aufmerksamkeit des Meditierenden auf das Kommen und Gehen innerer Empfindungen reflektiert. Bei regelmäßiger Meditation sind diese Effekte anhaltend („trait-like effects"), es kommt dann zu einer Zunahme der kortikalen Dicke des präfrontalen Kortex und der anterioren Insel. Außerdem zeigte Achtsamkeitsmeditation eine Regeneration der grauen Substanz im linken Hippocampus (Depression bewirkt durch Kortisolerhöhung eine Hippocampusatrophie) (vgl. Rüegg, 2014, S. 152–155, 2017, S. 118–127; Treadway, 2009).

Bei Depression werden bei den Betroffenen das emotionale Gehirn und die Hirnbereiche, die für den Körper zuständig sind, hochgeregelt und das kognitive Gehirn wird heruntergeregelt (siehe Kap. 2.3 „Neurobiologie"). Achtsamkeitsmeditation und andere Meditationsformen sind somit möglicherweise hilfreich, damit das Ungleichgewicht zwischen den Hirnhälften im depressiven Zustand nicht zu sehr überhandnimmt. Zudem könnten diese auch die Wiederherstellung des Gleichgewichts unterstützen (vgl. Mayberg, 2012).

Wenn Patienten sich unter MBCT von einer schweren Depression erholen, wird die Aktivität im präfrontalen Kortex – dem denkenden Gehirn – heruntergeregelt. Dies erscheint natürlich, weil die kognitive Therapie die Patienten lehrt, nicht mehr so viel zu grübeln. Die Bereiche des Gehirns, die sehr auf das Selbst bezogen sind, reduzieren ihre Aktivität. Die vermehrte Selbstbezogenheit mit Abnahme des Umweltfokus normalisiert sich. Gleichzeitig nimmt die Aktivität im vorderen cingulären Kortex zu. Das ist ein Bereich, der für Empathie wichtig ist (siehe Kapitel 16.3). Die Patienten fokussieren weniger auf sich selbst und mehr auf andere (vgl. Mayberg, 2012). Diese neurobiologischen Erkenntnisse erklären, wie MBCT spezifisch antidepressiv und somatisch stressreduzierend wirkt.

Literatur

Baker, I. (2004). *The heart of the world – a journey to the last secret place.* New York: Penguin.

Barnhofer, T. & Crane, C. (2009). Mindfulness-Based cognitive therapy for depression and suicidality. In F. Didonna (Ed.), *Clinical handbook of mindfulness* (pp. 221–243). New York: Springer.

Bishop, S. R., Lau, M., Shapiro, S., Carlson, L., Anderson, N. D., Carmody, J. et al. (2004). Mindfulness: A Proposed Operational Definition. *Clinical Psychology: Science and Practice, 11* (3), 230–241. http://doi.org/10.1093/clipsy.bph077

Chaskalson, M. (2011). *The mindful workplace – developing resilient individuals and resonant organizations with MBSR.* Chichester: Wiley-Blackwell. http://doi.org/10.1002/9781119976974

Dreyfus, G. (2013). Ist Achtsamkeit gegenwartszentriert und nicht-urteilend? Eine Diskussion der kognitiven Dimensionen von Achtsamkeit. In M. Williams & J. Kabat-Zinn (Hrsg.), *Achtsamkeit – Ihre Wurzeln, ihre Früchte* (S. 73–96). Freiburg im Breisgau: Arbor.

Ende, M. (1973). *Momo oder Die seltsame Geschichte von den Zeit-Dieben und von dem Kind, das den Menschen die gestohlene Zeit zurückbrachte.* Stuttgart: Thienemann.

Gunaratana Bhante, H. (1996). *Die Praxis der Achtsamkeit – Eine Einführung in die Vipassana-Meditation.* Heidelberg: Kristkeitz.

Jain, S. & Mills, P. (2014). Die Psychoneuroimmunologie der Achtsamkeit. In C. Schubert (Hrsg.), *Psychoneuroimmunologie und Psychotherapie* (S. 287–303). Stuttgart: Schattauer.

Oelz, O. (2009). *Adrenalin, Bullshit und Chemotherapie.* Basel: Echtzeit.

Pang, D. & Ruch, W. (2019). The mutual support model of mindfulness and character strengths. *Mindfulness.* Published online 16 February 2019. http://doi.org/10.1007/s12671-019-01103-z

Segal, Z. (2012). Achtsamkeitsbasierte kognitive Therapie und die Rückfallprävention bei chronischer Depression. In J. Kabat-Zinn, R. Davidson, Z. Houshmand et al. (Hrsg.), *Die heilende Kraft der Meditation – Wie sich unser Geist selbst heilen kann: Ein wissenschaftlicher Dialog mit dem Dalai Lama* (S. 130–140). Freiburg im Breisgau: Arbor.

Kessler, C. (2017). *Glücksgefühle – Wie Glück im Gehirn entsteht und andere erstaunliche Erkenntnisse der Hirnforschung.* München: Bertelsmann.

Mayberg, H. S. (2012). Wege der Besserung: Neuronale Substrate der kognitiven und achtsamkeitsbasierten Interventionen bei der Behandlung von Depression. In J. Kabat-Zinn, R. Davidson, Z. Houshmand et al. (Hrsg.), *Die heilende Kraft der Meditation – Wie sich unser Geist selbst heilen kann: Ein wissenschaftlicher Dialog mit dem Dalai Lama* (S. 141–173). Freiburg im Breisgau: Arbor.

Rüegg, J. C. (2014). *Gehirn, Psyche und Körper – Neurobiologie von Psychosomatik und Psychotherapie.* Stuttgart: Schattauer.

Rüegg, J.C. (2017). *Mind & Body – Wie Gehirn und Psyche die Gesundheit beeinflussen*. Stuttgart: Schattauer.

Seppälä, E. (2016). *Der Trick mit dem Glück – Mehr erreichen durch weniger tun*. München: Knaur.

Thich Nhat Hanh (2007). *Ich pflanze ein Lächeln*. München: Goldmann.

Treadway, M.T. & Lazar, S.W. (2009). The neurobiology of mindfulness. In F. Didonna (Ed.), *Clinical handbook of mindfulness* (pp. 45–57). New York: Springer.

Warren Brown, K. & Cordon, S. (2009). Toward a phenomenology of mindfulness: subjective experience and emotional correlates. In F. Didonna (Ed.), *Clinical handbook of mindfulness* (pp. 59–81). New York: Springer.

Williams, M. & Kabat-Zinn, J. (2013). Achtsamkeit – warum sie wichtig ist, woher sie kommt und wie sie an der Schnittstelle von Wissenschaft und Dharma angewendet werden kann. In M. Williams & J. Kabat-Zinn (Hrsg.), *Achtsamkeit – Ihre Wurzeln, ihre Früchte* (S. 7–36). Freiburg im Breisgau: Arbor.

Williams, M. & Penman, D. (2011). *Meditation im Alltag – Gelassenheit finden in einer hektischen Welt*. München: Arkana.

Williams, M., Teasdale, J., Segal, Z. & Kabat-Zinn, J. (2009). *Der achtsame Weg durch die Depression*. Freiamt im Schwarzwald: Arbor.

Winkler, V. (2014). *Gehmeditation im Alltag – Die besten Gelegenheiten für mehr Ruhe und Klarheit*. Oberstdorf: Windpferd.

13
Genießen

„Durch Achtsamkeit verändern wir die Wahrnehmung, und durch die Veränderung der Wahrnehmung verändert sich unser Bewusstsein."
Peter Steiner[14]

13.1
Bewusstes Genießen und Entschleunigung

Die Fähigkeit, etwas genießen zu können, ist abhängig von der Persönlichkeit eines Menschen. Eine hohe Ausprägung von Achtsamkeit, Extraversion, Optimismus und intensiven Gefühlen sowie eine niedrige Ausprägung von Neurotizismus, Schuldgefühlen und Hoffnungslosigkeit ist verbunden mit einer größer wahrgenommenen Fähigkeit, den Moment zu genießen. Eine Neigung zum Genießen findet sich außerdem bei hohen Ausprägungen von Glücksgefühlen, Lebenszufriedenheit und wahrgenommener Kontrolle. Umgekehrt ist die Fähigkeit zum Genießen bei Menschen mit niedrigem Selbstwertgefühl und Depressionen vermindert. Depressive Patienten leiden unter Anhedonie. Das bewusste Genießen funktioniert nicht mehr (vgl. Kap. 3 „Stress und die Entstehung von Depression").

Positive Psychotherapieübungen wie bewusstes Genießen zeigen den Patienten, wie sie ganz bewusst entschleunigen und Dinge genießen können, die sie normalerweise nur durchhetzen würden, z. B. eine Mahlzeit zu sich nehmen, eine Dusche nehmen, zur Arbeit gehen. Wenn das Erleben achtsamer Momente vorbei ist, reflektieren die Patienten, was sie gemacht haben und inwiefern es sich anders angefühlt hat im Vergleich zur schnellen Hetzerei. Essen zum Beispiel bereitet uns nur dann Lust, wenn wir es bewusst genießen (vgl. Kahneman, 2012, S. 486; Smith, 2014).

14 Steiner, 2009, S. 109.

Viele Strategien zum bewussten Genießen und Entschleunigen haben einen Bezug zur Natur oder zur Körperwahrnehmung: Mond und Sterne anschauen, Vögel beobachten, Herbstblätter sammeln, die Namen der Bäume lernen, zuschauen, wie der Fluss fließt, Wolken beobachten, Singen, Tanzen, ein warmes Bad nehmen, ein Meditationsretreat besuchen. Auch Nostalgie kann entschleunigend wirken: einen Brief schreiben, Geschichten erzählen, Romane über vergangene Zeiten lesen, Landkarten betrachten, in alten Schlössern herumwandern, mit einem Raddampfer fahren, ein Kaminfeuer beobachten etc.

13.2 Sinn für Schönheit

Wertschätzung von Schönheit und Exzellenz ist eine der 24 Charakterstärken, klassifiziert unter der Tugend Transzendenz. Es ist die ästhetische Empfänglichkeit, das existierende Schöne in der physischen und sozialen Welt zu finden, zu erkennen und sich daran zu erfreuen, ggf. mit einem sinnstiftenden Gefühl von Ehrfurcht, Bewunderung oder Erhabenheit (vgl. Peterson, 2004, S. 537). Die ästhetische Wahrnehmung basiert einerseits auf genetischen Vorprogrammierungen, andererseits auf Lernerfahrungen. Auf einer sinnesphysiologischen Integrationsebene ist sie in den elementaren, uns angeborenen Prozessen der Wahrnehmungsphysiologie begründet. Ihr entspricht als subjektives Korrelat die Sinnes- und Erkenntnislust. Auf einer nächsthöheren, ethologischen Ebene sind es spezifisch menschliche Eigenheiten der Wahrnehmung, wie unsere ästhetische Vorliebe für Pflanzen (Phytophilie) oder auf den Mitmenschen bezogene Schönheitsideale, die ansprechen. Schließlich gibt es noch die kulturspezifischen, durch die Umwelt aufgeprägten ästhetischen Präferenzen. Über diese angeborenen oder erworbenen auslösenden Schemata wird das limbische System aktiviert (vgl. Eibl-Eibesfeld, 1995, S. 899–922).

Das Schöne kann in drei grundlegenden Formen auftreten, für die es sich lohnt, empfänglich zu sein: (1) physische Schönheit der visuellen Umgebung, aber auch die auditorische Schönheit von Musik, (2) Fähigkeiten und Talente anderer Menschen und (3) Tugenden wie Freundlichkeit, Mitgefühl, Vergebung etc. Schönheit und Exzellenz können überall gefunden werden: in der Natur, in Filmen, in Büchern und in den alltäglichen Taten gewöhnlicher Leute. Menschen, deren Geist und Herz offen sind für Schönheit und Exzellenz, finden wahrscheinlich mehr Freude im täglichen Leben, mehr Wege im eigenen Leben, um Sinn zu finden, und mehr Wege, mit anderen Menschen tief verbunden zu sein (Peterson, 2004, S. 537–551).

Untersuchungen haben gezeigt, dass ein täglicher zwanzigminütiger Spaziergang mit einem Fokus auf die Natur bzw. positive Dinge (z.B. Blumen, Sonnenlicht, Musik) und deren bewusste Wertschätzung bereits nach einer Woche zu einer besseren Stimmungslage führte. Ein ähnlicher Effekt zeigte sich beim achtsamen Fotografieren der eigenen Umwelt zweimal in der Woche, wobei versucht wurde, kreative, schöne oder bedeutsame Bilder zu erhalten (siehe als Beispiel die Fotografie auf dem Buchcover) (vgl. Smith, 2014). In einer Studie der Universität Zürich fokussierten die Teilnehmer auf die Wertschätzung von herausragender Schönheit – in Bezug auf menschliches Verhalten, in der Natur oder Umgebung und allgemein bei schönen Dingen wie z.B. Musik. Es zeigte sich bei den Teilnehmern ein erhöhtes Wohlbefinden und eine Linderung depressiver Symptome (Proyer, 2016).

Literatur

Eibl-Eibesfeld, I. (1995). *Die Biologie des menschlichen Verhaltens – Grundriss der Humanethologie.* München: Piper.

Kahneman, D. (2012). *Schnelles Denken, langsames Denken.* München: Siedler.

Peterson, C. & Seligman, M. (2004). *Character strengths and virtues – a handbook and classification.* New York: Oxford University Press.

Proyer, R.T., Gander, F., Wellenzohn, S. & Ruch, W. (2016). Nine beautiful things: A self-administered online positive psychology intervention on the beauty in nature, arts, and behavior increases happiness and ameliorates depressive symptoms. *Personality and Individual Differences, 94*, 189–193. http://doi.org/10.1016/j.paid.2016.01.028

Smith, J.L., Harrison, P.R., Kurtz, J.L. & Bryant, F.B. (2014). Nurturing the capacity to savor: interventions to enhance the enjoyment of positive experiences. In A. Parks & S.M. Schueller (Eds.), *The Wiley Blackwell handbook of positive psychological interventions* (pp. 42–65). Chichester: Wiley Blackwell. http://doi.org/10.1002/9781118315927.ch3

Steiner, P. (2009). *Weisheit für Minimalisten.* Winterthur: Edition Spuren.

14
Flow

„Die Frage nach dem Sinn des Lebens ist, wie Buddha lehrte, nicht erbaulich. Man muss in den Fluss des Lebens eintauchen und die Frage forttreiben lassen."
Irvin David Yalom[15]

14.1
Aufgehen in einer Tätigkeit

Flow ist die Erfahrung des totalen Vertieftseins in eine Tätigkeit. Mit anderen Worten ein angenehmer Zustand der Konzentration auf eine fesselnde Tätigkeit, in dem wir zutiefst versunken sind und sogar Zeit und Raum vergessen. Wenn jemand in seiner Tätigkeit völlig aufgeht, ist alles im Fluss. Mihaly Csikszentmihalyi hat in den vergangenen 30 Jahren über 8000 Personen befragt, die von ihrer Lieblingsbeschäftigung, sei es Arbeit oder Hobby, begeistert waren. Unabhängig von ihrer jeweiligen Kultur oder ihrem Beruf zeigte sich bei all diesen von ihrer Tätigkeit begeisterten Menschen eines: Das höchste Glück erlebten sie alle, wenn sie in den Zustand des Flow gerieten.

Dieses totale Einssein mit dem Moment stellt sich dann ein, wenn wir in einer Aufgabe aufgehen, die fordert, ohne zu überfordern. Die Aktion ist kreativ und lässt sich selbstbestimmt durchführen. Dieser Idealzustand bringt den ganzen Körper in Harmonie. Die Gehirnareale, die für Emotionen zuständig sind, funktionieren im Gleichklang mit denen, die für das Bewusstsein und den Intellekt verantwortlich sind. In diesem Moment haben Sorgen und Gedanken um die eigene Person keinen Platz mehr. Wir vergessen die Zeit. Deshalb wird dem Glücklichen, der einen Flow erlebt, in diesen Momenten sein Glück gar nicht bewusst. Erst wenn er wieder daraus erwacht, wird er dieses Gefühl verspüren. Aus

15 Yalom, 2002, S. 149.

evolutionsbiologischer Sicht sind vermutlich zwei Arten von Erfahrungen intrinsisch motiviert: zum einen Erfahrungen, die die Bewahrung von Energie beinhalten (Entspannung); zum anderen Erfahrungen, die den Gebrauch von Fähigkeiten beinhalten, um immer größere Chancen wahrzunehmen (Flow) (vgl. Csikszentmihalyi, 2008; Förstl, 2009, S. 60–61; Nakamura, 2011; Quoidbach, 2012, S. 13–16).

14.2 Achtsamkeit im Tun

Flow ist die Verkörperung einer positiven subjektiven Erfahrung. Mit den Worten von Csikszentmihalyi (1982, S. 13): „Das Leben entfaltet sich als eine Reihe subjektiver Erfahrungen. ... Die Qualität dieser Erfahrungen bestimmt, ob und in welchem Ausmaß das Leben lebenswert gewesen ist." Das Konzept des Flow ist mit dem in einem vorausgegangenen Kapitel dargestellten Prinzip der Achtsamkeit verwandt, da es sich ebenfalls um eine besondere Qualität von Aufmerksamkeit handelt. Diese Erfahrung des Flow könnte aus einer Achtsamkeitsperspektive als *Achtsamkeit im Tun* („mindfulness in action") angesehen werden (vgl. Jackson, 2016). Aber Flow und Achtsamkeit sind eben doch verschiedene Erfahrungen und so haben auch aus neurobiologischer Sicht beide Konzepte ihre Berechtigung.

Während in einem Zustand der Achtsamkeit äußere Ereignisse und auch innere Wahrnehmungen einschließlich geistiger Vorgänge mit erhöhter Aufmerksamkeit eher passiv wahrgenommen werden (z.B. an einem schönen Tag die umgebende Natur beobachten und sich dabei von einer Metaebene bewusst werden, dass man im jetzigen Augenblick das Leben lebt), ist der Fokus der Aufmerksamkeit beim Flow, d.h. beim völligen Aufgehen in eine Tätigkeit, zu 100 Prozent vom Aktivsein in dieser Tätigkeit absorbiert, sodass – wie oben beschrieben – Gedanken um die eigene Person keinen Platz mehr haben (z.B. mit Hingabe ein Musikinstrument spielen und dabei völlig in die entstehende Musik eintauchen).

14.3 Die autotelische Persönlichkeit

Menschen unterscheiden sich in einem weiten Spektrum hinsichtlich der Häufigkeit von berichtetem Flow und auch hinsichtlich der Qualität ihrer Flow-Erfahrung. Wenn die Fähigkeiten und Gelegenheiten für Flow-generierende Tätigkeiten ähnlich hoch sind, gibt es dennoch große Unterschiede in dem Verlangen, etwas um der Sache selbst willen zu tun. Csikszentmihalyi beschreibt die „autotelische Persönlichkeit“ als eine Person, die dazu neigt, hauptsächlich Dinge um ihrer selbst willen zu tun, und nicht, um ein späteres, externes Ziel zu erreichen. Solche Personen besitzen „meta-skills“ wie eine allgemeine Neugier und ein Interesse am Leben, Beharrlichkeit und niedrige Ichbezogenheit (vgl. Nakamura, 2011).

14.4 Aufmerksamkeitsräuber

Eine besondere Herausforderung ist das immer höhere Tempo des Alltagslebens mit der zunehmenden Inanspruchnahme der Aufmerksamkeit durch neue Technologien, mit dem sogenannten Multitasking und der Verbreitung von „Aufmerksamkeitsräubern“. Es entsteht eine Gesellschaft mit kollektivem Aufmerksamkeitsdefizit. Viele junge Menschen haben Schwierigkeiten, sich auf altmodische serielle und symbolische Informationen zu konzentrieren, sie benötigen bildhafte Inhalte und kurzfristige Belohnungserlebnisse. Sie haben beispielsweise Mühe, ein ganz gewöhnliches Buch zu lesen, dabei ist im Kern des Lesens ein Geheimnis verborgen: die Zeit, die es dem Gehirn einräumt, tief greifendere Gedanken als zuvor zu verfolgen (vgl. Metzinger, 2009, S. 329–330; Nakamura, 2011; Wolf, 2009, S. 269).

„Wir brauchen Aufmerksamkeit, um anderen – oder auch uns selbst – wirklich zuhören zu können. Wir brauchen Aufmerksamkeit, um uns Sinnesfreuden wirklich hingeben zu können, und ebenso für effektives Lernen“ (Metzinger, 2009, S. 329). Das totale Vertieftsein in den gegenwärtigen Moment ist eine Voraussetzung für die Entwicklung anspruchsvoller Fertigkeiten und wird mit einem Glücksgefühl belohnt. Unsere Aufmerksamkeit muss allerdings in einem Entwicklungsprozess in Kindheit und Jugend geschult werden, um diese Qualität von Konzentration bzw. von Erfahrungen zu ermöglichen. Flow-Momente schenken uns dann das Gefühl, das Leben voll und ganz zu leben (vgl. Nakamura, 2011).

14.5 Arbeitszufriedenheit

Worin liegt der Unterschied zwischen zufriedenen und unzufriedenen Erwerbstätigen? Amy Wrzesniewski (1997), Forscherin an der Universität Yale, benennt drei verschiedene Wege, die eigene Arbeit zu betrachten. Arbeitnehmer mit einer „Job-Orientierung“ sehen die Arbeit lediglich als Mittel zum Geldverdienen. Arbeitnehmer mit einer „Karriere-Orientierung“ sehen ihre Arbeit als ein Mittel, um Respekt, sozialen Status und mehr Geld zu erlangen. Und dann gibt es die dritte Gruppe mit einer „Berufungs-Orientierung", diese Menschen lieben ihren Job meistens. Sie spüren die Bedeutung ihrer Arbeit, dass diese einen kleinen Beitrag für die Welt darstellt. Berufungsorientierte Menschen sind keine Workaholics; sie arbeiten mit Passion und glauben an das, was sie tun. Sie genießen ihre Ferien, aber sie kehren auch gerne zur Arbeit zurück. Insbesondere gestalten sie ihren Job, indem sie zusätzliche Aufgaben übernehmen, anderen Arbeitskollegen helfen und Initiative zeigen, Aufgaben effizienter zu erledigen. In jedem Berufsfeld ist ca. ein Drittel der Menschen berufungsorientiert. Somit kann man in nahezu jeder Beschäftigung eine positive Geisteshaltung entwickeln. Außerdem sind jene Berufe besonders zufriedenstellend, die zunächst Lernen und Ausbildung erfordern. Und die Menschen, die bei der Arbeit am glücklichsten sind, sind auch die Glücklichsten zu Hause!

Wie dem auch sei, die Arbeitsgesinnung ist nur ein Teil der beruflichen Situation. Ungünstige Bedingungen und Burn-out-Risikofaktoren am Arbeitsplatz wurden im zweiten Kapitel des ersten Teils benannt. Doch es lassen sich umgekehrt auch die Indikatoren für einen guten Arbeitsplatz benennen. Hinsichtlich der Arbeitsumgebung hat der Organisationspsychologe Peter Warr (2007) die Faktoren beschrieben, die für Arbeitszufriedenheit eine Rolle spielen.

1. *Gelegenheiten für persönliche Kontrolle:* Ermessensfreiheit dabei, wie Probleme am besten bewältigt und Fähigkeiten angewendet werden und wie Ergebnisse aussehen könnten. Diese Flexibilität ist der Schlüssel, damit die Arbeit sich lohnender anfühlt und weniger wie Routine. Das Gegenteil sind zum Beispiel sinnlose administrative Aufgaben und Vorschriften, die lediglich den Arbeitsprozess verlangsamen.

2. *Vielfalt der Aufgaben:* Gute Arbeitsplätze ermöglichen Abwechslung, z.B. wenn es den Mitarbeitern erlaubt ist, Präsentationen vorzustellen, Berichte zu schreiben, Verkäufe abzuschließen, an Besprechungen teilzunehmen und Forschung zu betreiben.

3. *Unterstützende Vorgesetze:* Gute Vorgesetzte sind ansprechbar, zeigen Interesse und fördern ihre Mitarbeiter. Sie loben schnell einen gut gemachten Job, aber geben auch periodisch Feedback, wo Mitarbeiter sich verbessern können. Vielleicht der beste Gesichtspunkt ist, dass Mitarbeiter sich entspannt und wohl fühlen, so dass sie motivierter und effizienter arbeiten.

4. Respekt und Status: Das gute Gefühl, Respekt zu bekommen, entsteht durch zwischenmenschlichen Kontakt. Positives Feedback vom Chef, Lob von einem Kunden und der Respekt von Arbeitskollegen kann weit reichen und schlussendlich Zufriedenheit erzeugen. Wir sollten am Arbeitsplatz gute Freunde haben, Kollegen, deren Überzeugungen wir unterstützen und deren Lob wir wertschätzen können.

5. Guter Lohn und Gehaltszulagen: Gute Arbeitgeber zahlen ihren Angestellten ein anständiges Gehalt. Unabhängig von ihrer sozialen Schicht müssen Menschen ihre Ausgaben bezahlen können: Nahrung, Kleidung, Versicherungen, Verkehrsmittel, Miete, Kinderbetreuung, Arztrechnungen, Freizeit und andere übliche Ausgaben. Doch ein solider Lohn allein bewirkt kein glückliches Personal. Für viele Arbeitnehmer ist es vor allem wichtig, dass ihr Arbeitsplatz interessant, sinnstiftend und kollegial ist.

6. Klare Anforderungen und Informationen, wie diese zu erfüllen sind: In guten Arbeitsplätzen existieren klare Erwartungen und eine feste Übereinkunft, wie und wann diesen nachzukommen ist. Weniges verursacht so viel Stress wie zu viel Verantwortung oder mit einer Aufgabe beauftragt zu werden, bei der unklar ist, wie sie fertiggestellt werden soll (vgl. Diener, 2008, S. 68–87).

14.6 Signaturstärken für Flow einsetzen

Nach Seligman (2002) geht es darum, Flow-Erleben gezielt zu fördern, indem die größten eigenen Charakterstärken (Signaturstärken) identifiziert und gezielt Gelegenheiten gesucht werden, um diese mehr einzusetzen. Solche Aktivitäten sind zum Beispiel Musizieren, Zeichnen, Bergsteigen, Schach spielen, Gärtnern, Literatur lesen, Meditieren, mit Kindern spielen etc. Im Vergleich zu sinnlichen Vergnügungen erfordern diese Aktivitäten mehr Kreativität und Nachdenken und führen nicht so schnell zu einer Gewöhnung. Intensives Engagement, in eine Tätigkeit ganz eintauchen, ist ein wichtiges Gegenmittel bei Langeweile, Anhedonie, Depressionen (Grübeln und Gedankenkreisen), Ängsten und Aufmerksamkeitsstörungen. Oftmals stellt sich im Nachhinein auch das gute Gefühl ein, etwas erreicht zu haben (vgl. Rashid, 2013).

Am glücklichsten sind diejenigen Arbeitnehmer, die jeden Tag ihre besonderen Fähigkeiten, ihre größten eigenen Charakterstärken einsetzen können. Flow stellt sich dann ein, wenn wir in einer Aufgabe aufgehen, die fordert, ohne zu überfordern. Wenn die Umgebung überfordert, entstehen Stress und Angst, bei Unterforderung drohen Langeweile und Apathie. Jene Menschen, die am erfolgreichsten Flow erreichen, sind diejenigen, die nach neuen Wegen suchen, in ihrer Arbeit zu wachsen und sich weiterzuentwickeln; vielleicht sogar in ihrer Lieblingsbeschäftigung bis zur Meisterschaft (vgl. Diener, 2008, S. 68–87; Nakamura, 2011). Die Therapie fokussiert darauf, Interessen und Stärken des Einzelnen zu erkennen und Flow-Erfahrungen zu nutzen, da sie mit der Entwicklung von Fertigkeiten und Selbstvertrauen einhergehen. Die Patienten sollen insbesondere darin unterstützt werden, Aktivitäten zu identifizieren, die sie gerne tun, und diese Aktivitäten zu praktizieren (vgl. Rashid, 2013).

Literatur

Csikszentmihalyi, M. (1982). Towards a psychology of optimal experience. In L. Wheeler (Ed.), *Review of personality and social psychology* (Vol.2, pp.13–35). Beverly Hills, CA: Sage.

Csikszentmihalyi, M. (2008). *Flow – Das Geheimnis des Glücks*. Stuttgart: Klett-Cotta.

Diener, E. & Biswas-Diener, R. (2008). *Happiness: Unlocking the Mysteries of Psychological Wealth*. Malden MA: Blackwell. http://doi.org/10.1002/9781444305159

Förstl, H. & Braunmiller, H. (2009). *Glück, was ist das?* Freiburg im Breisgau: Herder.

Jackson, S. (2016). Flowing with mindfulness: Investigating the relationship between flow and mindfulness. In I. Ivtzan & T. Lomas (Eds.), *Mindfulness in positive psychology – the science of meditation and wellbeing* (pp. 141–155). New York: Routledge.

Metzinger, T. (2009). *Der Ego Tunnel – Eine neue Philosophie des Selbst: Von der Hirnforschung zur Bewusstseinsethik*. Berlin: Berlin Verlag.

Nakamura, J. & Csikszentmihalyi, M. (2011). Flow theory and research. In C.R. Snyder & S.J. Lopez (Eds.), *Oxford Handbook of positive psychology* (pp. 195–206). New York: Oxford University Press.

Quoidbach, J. (2012). *Glückliche Menschen leben länger – Experimentelle Streifzüge in die Psychologie der Lebensführung*. Heidelberg: Springer Spektrum.

Rashid, T. (2013). Positive psychology in practice: positive psychotherapy. In S.A. David, I. Boniwell & A.A. Conley (Eds.), *The Oxford Handbook of Happiness* (pp. 978–993). Oxford: Oxford University Press.

Seligman, M. (2002). *Authentic happiness – using the new positive psychology to realize your potential for lasting fulfillment*. New York: Free Press.

Warr, P. (2007). *Work, happiness, and unhappiness*. Mahwah, NJ: Lawrence Erlbaum.

Wolf, M. (2009). *Das lesende Gehirn: Wie der Mensch zum Lesen kam – und was es in unseren Köpfen bewirkt*. Heidelberg: Springer Spektrum. http://doi.org/10.1007/978-3-8274-2166-1

Wrzesniewski, A., McCauley, C.R., Rozin, P. & Schwartz, B. (1997). Jobs, careers, and callings: People's relations to their work. *Journal of Research in Personality, 31*, 21–33. http://doi.org/10.1006/jrpe.1997.2162

Yalom, I.D. (2002). *Der Panama-Hut oder Was einen guten Therapeuten ausmacht*. München: btb.

15
Sinn

„The meaning of life lies in the chance it gives us to produce, or to contribute to, something greater than ourselves.“

„Der Sinn des Lebens liegt in der Möglichkeit, etwas zu erschaffen oder einen Beitrag zu etwas zu leisten, das größer ist als wir selbst.“
William James Durant[16]

Eine Zeitungsmeldung im Sommer 2018 trug die Überschrift „Baby-Bär flieht auf verbrannten Tatzen vor den Flammen“. Und weiter hieß es: „Ein nach Waldbränden schwer verletztes Bärenjunges wird in einer Tierstation im US-Bundesstaat Colorado an seinen Brandwunden behandelt. Der kleine Bär war bei Waldbränden in der Bergregion von seiner Mutter getrennt worden und irrte im Wald umher, wie die Parkverwaltung von Colorado mitteilte. Ranger fanden das Tier, betäubten es mit einem Pfeil und brachten es in Sicherheit. Das Tier wird weitestgehend von Menschen ferngehalten, um eine spätere Auswilderung nicht zu gefährden. Der Bär wird mit Antibiotika, Salbenverbänden und Schmerzmitteln behandelt.“ Das Foto dazu zeigte ein schlafendes Bärenkind, den einen Vorderfuß in einem roten, den anderen in einem blauen Verband. Dem armen kleinen Bären wurde geholfen; die Menschen in Colorado halfen selbstlos, aus Mitgefühl, für einen höheren Zweck. Nach dem Sinn ihres Tuns mussten sie nicht fragen, der Sinn war einfach da. Es gibt Sinn. Welches Prinzip steckt dahinter?

16 Durant, 1932, S. 128.

15.1 Evolutionäre Psychologie

Was ist der Sinn des Lebens? Warum stoßen guten Menschen schlimme Dinge zu? Wo liegen die Anfänge des Universums? Wie bringt Körpermaterie immaterielle Empfindungen hervor? Was geschieht mit unseren Gedanken und Gefühlen, wenn wir sterben? Steven Pinker, Kognitionswissenschaftler an der Harvard-Universität, argumentiert aus Sicht der evolutionären Psychologie: Der menschliche Geist kann solche Fragen stellen, ist aber möglicherweise gar nicht dafür ausgerüstet, sie zu beantworten, selbst wenn es Antworten auf solche Fragen gibt. Falls der menschliche Geist ein Produkt der natürlichen Selektion ist, sollte er nicht die wundersame Fähigkeit besitzen, zu allen Wahrheiten Zugang zu haben. Er sollte einfach in der Lage sein, Probleme zu lösen, die ausreichende Ähnlichkeit mit den profanen Herausforderungen im Überlebenskampf unserer urzeitlichen Vorfahren besitzen. Möglicherweise sind philosophische Rätsel nicht deshalb so schwer zu lösen, weil sie göttlicher Natur sind oder nicht analysierbar, sondern weil dem Verstand des Homo sapiens die kognitive Ausrüstung fehlt, um sie zu lösen (vgl. Pinker, 1998, S. 647–653, 695).

Dem lässt sich entgegenhalten, dass der menschliche Verstand sich in den letzten fünf Millionen Jahren aber doch weiterentwickelt hat und manchmal sogar Enormes zu leisten vermag. Zum Beispiel folgt aus den Naturgesetzen der theoretischen Physik, die Stephen Hawking dargelegt hat, dass vor dem Urknall keine Zeit existierte, und folglich gab es auch keine Zeit, in der ein Schöpfergott das Universum hätte erschaffen können (vgl. Hawking, 2018, S. 49–64).

Die Evolution des Lebens verlief über einen Prozess der zufälligen Mutationen und Selektionen der am besten an die Umwelt angepassten Veränderungen. Wenn das Leben tatsächlich zufällig entstanden ist, kann ihm kein „höheres“ Ziel und kein anderer Sinn zugesprochen werden als das Bestreben, unsere DNA und unser Wissen an die nächste Generation weiterzugeben. Das Überleben des Individuums und der Gattung in ihrer Umgebung wurde im Evolutionsprozess dadurch gefördert, dass die Nahrungsaufnahme und die Fortpflanzung an eine Belohnung gekoppelt sind, nämlich durch die ein angenehmes Gefühl vermittelnden Vorgänge im Nucleus accumbens. Wir haben in diesem Leben keinen „höheren“ Auftrag, daher liegt es an uns, dem Leben einen Sinn zu geben (vgl. Swaab, 2017, S. 427–429).

Mit Blick auf makrohistorische Prozesse der Weltgeschichte findet sich bei dem israelischen Historiker Yuval Harari genau der gleiche evolutionäre Standpunkt, den er gnadenlos nüchtern formuliert: „Aus rein wissenschaftlicher Sicht hat das menschliche Leben absolut keinen Sinn. Menschen sind das Ergebnis blinder evolutionärer Prozesse, die ohne Ziel oder Zweck funktionieren" (Harari, 2015, S. 391, Übers. d. Autors). Edward Wilson, der als Biologe 40 Jahre an der Harvard-Universität forschte und lehrte, kam zu der folgenden Erkenntnis: Die menschliche Existenz ist vielleicht viel simpler, als wir meinen. Es gibt keine Vorbestimmung, kein unergründliches Rätsel des Lebens. Dämonen und Götter erwarten keine gehorsame Gefolgschaft von uns. Nein, wir sind auf uns selbst gestellt, allein und verletzlich, aber damit auch unabhängig und völlig frei. Wir sind eine biologische Art, die dem Leben in einer biologischen Welt angepasst ist. Die wahre Schöpfung, das Geschenk, das wir bekommen haben, ist unser einzigartig chaotischer, sich selbst widersprechender, innerlich hin- und hergerissener, unendlich kreativer menschlicher Verstand (vgl. Wilson, 2014, S. 26, 118).

15.2 Die buddhistische Weltsicht

Die großen Weltreligionen helfen hier auch nicht wirklich weiter. Warum also hat sich das Gehirn dahin entwickelt, in Überzeugungen Trost zu finden, die es eindeutig als falsch erkennen kann? Eben weil Trost zur Linderung von Sinnlosigkeit und Existenzangst so drängend herbeigesehnt wird. Ein sinnbestimmtes Leben kann sehr zufriedenstellend sein, auch inmitten von Elend und Mühsal, während ein sinnentleertes Leben ein Leidensweg ist, egal wie komfortabel es sei. Das natürliche Heilmittel gegen überhandnehmende Angstreize besteht im engen Anschluss an vertraute Familienmitglieder. Daher bietet sich für die Kompensation der Existenzangst seit je die Zuflucht an, Geborgenheit durch demütige Unterordnung unter eine zur Gottheit erhobene spirituelle Elternfigur zu suchen, gleich ob väterlich oder mütterlich. Die Gottheit ist bis in alle Ewigkeit das endgültige Alphamännchen oder Alphaweibchen. Dabei lassen sich in das Jenseits allerlei tröstliche Szenarien projizieren. Der Glaube an die Unsterblichkeit und an eine letzte göttliche Gerechtigkeit ist ein kostbarer Trost (vgl. Bischof, 2009, S. 483; Wilson, 2014, S. 147–158).

Die Dogmen der Weltreligionen kodifizieren Verhaltensregeln, die der Gläubige ohne jedes Zögern übernehmen kann. Den heiligen Mythos zu hinterfragen, bedeutet jedoch, die Identität, den Wert desjenigen zu hinterfragen, der daran glaubt. Deswegen werden Skeptiker sowie Anhänger anderer, ebenso absurder Mythen so rundheraus abgelehnt. Getreu ihrer biologischen Herkunft spornen die

Religionen leidenschaftlich zum Altruismus zwischen ihren Mitgliedern an und weiten ihn auch systematisch auf Außenstehende aus, allerdings gewöhnlich verbunden mit dem Ziel der Bekehrung. Das Engagement für einen bestimmten Glauben ist per definitionem religiöse Engstirnigkeit (vgl. Wilson, 2013, S. 348–350; 2014, S. 147–158).

Gepredigt wird Gehorsam gegenüber der Gottheit, gemeint ist jedoch der Gehorsam gegenüber einer elitären geistlichen Obrigkeit, die in allen Weltreligionen in einem hierarchischen System mit Macht, Privilegien und weltlichen Annehmlichkeiten ausgestattet wird. Wenn der Gläubige sich das selbstständige Denken abgewöhnt, kann er willenlos kontrolliert werden. Je mehr solch ein religiöses Ordnungssystem zum Extremismus neigt, desto mehr werden dabei Frauen unterdrückt oder auch sexuell missbraucht. Das Zeitalter der Aufklärung zwischen 1650 und 1800, geleitet von Vernunft als urteilsbildender Instanz, ist am Wesenskern der Weltreligionen spurlos vorbeigegangen.

Der Buddhismus stellt hier eine interessante Ausnahme dar. Im Gegensatz zu anderen Religionen ist Glück im Buddhismus unabhängig von äußeren Bedingungen und der Buddhismus postuliert auch keine göttliche Elternfigur. „Der Buddhismus lehrt nicht den Glauben an eine jenseitige Gottheit oder ein höheres Wesen, sondern die gründliche Erforschung der Natur unserer geistigen und seelischen Abläufe, damit wir entdecken, wie das Sein wahrhaft beschaffen ist“, lautet ein Zitat des XIV Dalai Lama von Tibet, Tenzin Gyatso (Baker, 2006, S. 52). Seine tiefgründige Erkenntnis ist außerdem, dass echtes Glück auch unabhängig von den eigenen inneren Gefühlen sei! Dies steht auf den ersten Blick in einem gewissen Widerspruch zur neurobiologischen Sichtweise von Glück.

Eine Befreiung von allen Leiden ergebe sich nicht durch die Erfahrung von diesem oder jenem vergänglichen Vergnügen, sondern aus der Erkenntnis, dass alle Empfindungen und Gefühle in ihrer Beschaffenheit immer unbeständig bleiben. Somit mache es wenig Sinn, den angenehmen Gefühlen ständig nachzujagen und die unangenehmen Gefühle ständig vertreiben zu wollen. Infolge solchen Strebens könne der Geist nie zufrieden sein. Sich von diesem Begehren zu befreien, ist das Ziel der buddhistischen Meditationspraxis. Wenn das Streben nach etwas aufhört, wird der Geist sehr entspannt, klar und zufrieden. Wenn das Begehren nach bestimmten Gefühlen nachlässt, entsteht Akzeptanz für das, was gerade im gegenwärtigen Augenblick da ist, und es resultiert eine tief greifende Gelassenheit (siehe Kap. 12.4.3 „Neurobiologie der Meditation“) (vgl. Harari, 2015, S. 390–396).

15.3 Spiritualität

Auch bei Befreiung von überholten, althergebrachten religiösen Dogmen bleibt eine individuelle Sehnsucht nach Spiritualität, die als genetisches Merkmal mehr oder weniger ausgeprägt ist. Spiritualität entspringt der menschlichen Biologie, sie ist universal. Spiritualität bezieht sich auf die psychologische Erfahrung, mit etwas Transzendentem (jenseits der normal möglichen Sinneswahrnehmung) verbunden zu sein. Diese Erfahrung äußert sich in Gefühlen von Ehrfurcht, Dankbarkeit, Mitgefühl, Fürsorge und Vergebungsbereitschaft. Tiefe Spiritualität geht einher mit Demut und Bescheidenheit, nicht mit dogmatischer Glaubensgewissheit (vgl. Vaillant, 2008, S. 185–190).

Wenn auch der spezifische Inhalt spiritueller Überzeugungen variiert, haben doch fast alle Kulturen ein Konzept einer ultimativen, transzendenten, heiligen Lebenskraft. Mit einer umfassenderen Bedeutung kann das Heilige eine Vielfalt von Dingen beinhalten: Natur, Quellwasser, Berge, Liebe, Kinder, Taten mit Courage, Schönheit, Musik (vgl. Bahleda, 2010), Visionen, etc. Spirituelle Überzeugungen können für den Einzelnen sehr hilfreich sein, um Stress und Schwierigkeiten des Lebens besser zu überwinden (vgl. Pargament, 2007, S. 32, 94–110; Peterson, 2004, S. 601–610).

Spiritualität vermittelt ein Gefühl der Zugehörigkeit und Geborgenheit, einer Verbundenheit mit dem gesamten Kosmos. Seelenfrieden entsteht aus dem Gefühl, bei sich selbst angekommen zu sein, durch einen inneren, oftmals mühsamen Reifungsprozess – am Ziel so weit gereift, sich in diese Welt sinnvoll eingebettet zu fühlen (vgl. Bischof, 1996, S. 768; Utsch, 2014). Der schweizerische Psychiater und Flugpionier Bertrand Piccard bekundet: „Spiritualität ist keine abstrakte Idee, sondern die allumfassende Empfindung, die eigene Existenz zu spüren. Und Sinn des Lebens ist es, dich diesem Wunder zu öffnen, indem du den Zweifel und das Unbekannte innerlich akzeptierst; nur das Geheimnis kann dir den Zugang zu dieser Dimension deiner Existenz verschaffen“ (Piccard, 2003, S. 214).

15.4 Die Frage nach dem individuellen Sinn

Psychotherapeutische Literatur hat um Fragen nach dem Lebenssinn jahrzehntelang einen Bogen gemacht. Eine wertvolle Ausnahme findet sich bei Irvin Yalom, Emeritus für Psychiatrie der Stanford-Universität. Yalom schrieb 1980 sein philosophisches Werk „Existenzielle Psychotherapie“, welches als Standardwerk der Humanistischen Psychologie bezeichnet wird. Es heißt dort als Definition: „*Irdi-*

scher Sinn (‚der Sinn meines Lebens') beinhaltet Zweck: Jemand, der ein Gefühl für Sinn hat, erfährt das Leben so, dass es einen Zweck oder eine Funktion erfüllt, einem übergreifenden Ziel oder übergreifenden Zielen dient, denen man sich verschrieben hat" (Yalom, 2010, S. 489). Diese Überlegung entspricht Seligmans Meaning im PERMA-Konzept (Meaning/Bedeutung in diesem Zusammenhang synonym für Sinn): „*Etwas zu dienen, das wir größer als unser Ich einschätzen*".

Irvin Yalom nennt auch die Quelle seiner Definition von irdischem Sinn, nämlich das folgende Zitat des Philosophen William James Durant aus dessen Buch „On the Meaning of Life", einem Vorläufer der Positiven Psychologie aus dem Jahre 1932: „*Der Sinn des Lebens liegt in der Möglichkeit, etwas zu erschaffen oder einen Beitrag zu etwas zu leisten, das größer ist als wir selbst*" (im Originaltext: „*The meaning of life lies in the chance it gives us to produce, or to contribute to, something greater than ourselves*"; Durant, 1932, p. 128). William Durant ging für sein Buch übrigens ähnlich vor wie Mihaly Csikszentmihalyi, es basiert auf den Aussagen hervorragender Persönlichkeiten über ihre Ansichten von Lebenssinn.

Als mögliche Antworten für ein übergreifendes Ziel nennt Yalom: Altruismus („Die Welt als einen Platz zu hinterlassen, in dem es sich besser leben lässt, anderen zu dienen, teilzuhaben an der Menschenliebe [der größten aller Tugenden]"), Hingabe an eine Sache, Kreativität und Selbstverwirklichung (die Verwirklichung der innewohnenden Potenziale; gemäß Abraham Maslow, der bereits 1954 den Begriff Positive Psychologie einführte, hin zu positiven Werten wie Ernsthaftigkeit, Freundlichkeit, Mut, Ehrlichkeit, Liebe, Selbstlosigkeit und Güte; Maslow, 1962). Zur Kreativität merkt Yalom an: „Arbeitssituationen, die die Kreativität abwürgen und uns zu Automaten machen, erzeugen unabhängig von der Gehaltshöhe immer Unzufriedenheit" – eine weitsichtige Einschätzung zum Thema Burnout. Im Übrigen gebe es nach Erik Erikson eine Evolution der Sinngebung während des Lebenszyklus. Erikson spricht als höchste Entwicklungsphase von „Generativität" (vgl. Erikson, 1963). Entsprechend beobachtete George Vaillant in seiner Längsschnittuntersuchung von Harvard-Studenten, dass erfolgreiche Männer zwischen 40 und 50 Jahren sich weniger Sorgen um sich selbst und mehr um ihre Kinder machten (vgl. Vaillant, 1980, S. 295–301).

15.5 William James Durant

„Der Sinn des Lebens liegt in der Möglichkeit, etwas zu erschaffen oder einen Beitrag zu etwas zu leisten, das größer ist als wir selbst." Dieses mittlerweile berühmte Zitat hat im Rahmen des erneuten Erwachens der Positiven Psychologie seit der Wende zum 21. Jahrhundert sogar Eingang in die gegenwärtige Popkultur gefunden und wird in Hollywood-Blockbustern zitiert. Aber schauen wir uns die Ursprünge des Originaltextes einmal genauer an. Der Philosoph und Historiker William James „Will" Durant wurde 1885 in North Adams, Massachusetts, geboren. 1968 erhielt er zusammen mit seiner Frau für einen Band des Werkes „The Story of Civilization" 83-jährig den renommierten Pulitzer-Preis. 1932 erschien im New Yorker Verlagshaus Ray Long & Richard Smith sein Werk „On the Meaning of Life", welches dann aber für Jahrzehnte in Vergessenheit geriet. Eine deutsche Ausgabe existiert bis heute nicht. Nachfolgend sei das Originalzitat in seinem Kontext in deutscher Fassung wiedergegeben, die Sprache wirkt entsprechend des Erscheinungsjahres ein wenig eigentümlich bzw. altmodisch:

„Um dem Leben einen Sinn zu geben, muss man eine Zielsetzung haben, die größer ist als das eigene Selbst und länger andauert als das eigene Leben. Wenn, wie zu Beginn gesagt wurde, eine Sache nur durch ihren Bezug als Teil zu einem größeren Ganzen Bedeutung hat, dann – obwohl wir nicht generell allem Leben einen metaphysischen und universalen Sinn geben können – können wir von jedem einzelnen Leben sagen, dass sein Sinn in seinem Bezug zu etwas Größerem als es selbst liegt. ... Ein Mann fühlt sich bedeutsam in dem Maße, wie er physisch oder mental zu dem Gebilde beiträgt, zu dem er sich als ein Teil anerkennt. Wir, die wir zu überlegen sind, zu einer Gruppe zu gehören, die zu weise sind zu heiraten oder zu schlau, Kinder zu haben, finden das Leben leer und nutzlos und fragen uns, hat es irgendeinen Sinn. Aber frage den Vater von Söhnen und Töchtern: ‚Was ist der Sinn des Lebens?' und er wird dir sehr einfach antworten: ‚Die eigene Familie ernähren'. ... Dies also, sollte ich sagen, ist der Weg zu Bedeutung und Zufriedenheit: Verbinde dich mit etwas Ganzem, und arbeite dafür mit aller körperlichen und geistigen Kraft.

Der Sinn des Lebens liegt in der Möglichkeit, die es uns gibt, etwas zu erschaffen oder einen Beitrag zu etwas zu leisten, das größer ist als wir selbst. Es muss nicht eine Familie sein; das ist sozusagen der direkte und breiteste Weg, den die Natur in ihrer blinden Weisheit selbst für die einfachste Seele bereitgestellt hat; es mag jede Gruppe sein, die all die verborgenen edlen Seiten des Individuums sichtbar machen kann, und gib ihm einen Grund zum Arbeiten, der durch seinen Tod nicht zerschmettert wird. Es mag irgendeine revolutionäre Gesellschaft sein, der ein Mann oder eine Frau sich großzügig mit Hingabe widmet; oder es mag ein großartiges Land sein, für dessen Bewahrung und Erhebung irgendein Perikles oder Akbar sein Genie und sein Leben widmet. Es mag bisweilen irgendeine Arbeit von wahrhaftiger Schönheit sein, die bei der Herstellung die Seele absorbiert und für viele Generationen zu einem Segen wird. Aber in jedem

Fall muss es, damit es einem Leben Sinn geben kann, das Individuum über sich selbst erheben und es zu einem mitwirkenden Teil eines größeren Vorhabens machen. Das Geheimnis von Bedeutung und Zufriedenheit besteht darin, eine Aufgabe zu haben, die alle eigenen Energien verbraucht und das menschliche Leben ein bisschen reichhaltiger macht als vorher" (Durant, 1932; S. 127–129, Übers. des Autors).

15.6 Verstehen der eigenen Identität

Um mehr Lebenssinn zu spüren, ist der erste Schritt ein Verstehen, wer man selber ist, was die eigene Identität ist (z.B. ausgeprägte Selbstattribute wie Fähigkeiten, Charakterzüge, Persönlichkeitsmerkmale, Vorlieben, Werte, Überzeugungen, Hoffnungen, Träume, Rollen, Schwächen und Stärken; der Einsatz welcher Fähigkeiten führt zu Flow-Erfahrungen?) und was die eigene Nische innerhalb dieser Welt ist. Dies ist Voraussetzung für die Entwicklung sinnstiftender und nutzbringender Ziele, sodass die Beschäftigung mit zielgerichteten Aktivitäten erfolgen kann. Gesucht werden überragende Langzeitziele oder die Mission, für die man hoch motiviert und engagiert ist.

Um die wahren Talente zu entdecken, sollte man eine gewisse Zeit lang möglichst viele Gelegenheiten nutzen, die eigenen Fähigkeiten in verschiedensten Zusammenhängen auszuprobieren. Schließlich kristallisieren sich allmählich die eigenen Lebensthemen heraus. Das sind die Gebiete, für die man anhaltend Begeisterung und Leidenschaft verspürt. Dann ist es an der Zeit, sich auf diese Themen zu konzentrieren und sich vom Rest zu verabschieden. Persönlich sinnstiftende Ziele werden dann kontinuierlich überwacht und ggf. revidiert.

Dabei reicht es, die Richtung zu kennen. Es geht weder darum zu wissen, wo genau man ankommen wird oder wie weit man noch vom Ziel entfernt ist. Ein Kurs, eine Ausrichtung hingegen ist ein Pfeil, der in eine bestimmte Richtung zeigt, wie die Nadel eines Kompasses. Diese Lebensziele und Absichten werden wiederum mit dem Verständnis des eigenen Selbst verwoben, als Ausdruck der eigenen fortdauernden Interessen und Werte, als Ausdruck der permanenten Identität auf dem Weg zur Vollendung der eigenen Lebensgeschichte. Die Begabungen und Neigungen sind genetisch vorbestimmt und führen dazu, dass wir uns im Laufe unseres Lebens die Umgebung suchen, die zu uns passt. Wir werden also zu dem, der wir jeweils schon sind (vgl. Bischof, 2009, S. 478; Bucay, 2016, S. 179; Steger, 2009; Shin, 2014).

15.7 Der Heldenmythos

Hier findet sich eine Schnittstelle zwischen Positiver Psychotherapie und problemorientierter Psychotherapie. Was treibt manche Menschen an, nicht den echten eigenen Bedürfnissen zu folgen? Welche Schatten der Vergangenheit, welche unbewussten Konflikte sind nicht gelöst worden? Der Held muss sich einer äußeren Herausforderung stellen und mit einer inneren Wunde kämpfen, seine innere Gebrochenheit heilen – das ist die universale Struktur jeder guten Geschichte. Dazu braucht der Held einen weisen Anführer, der an ihn glaubt. Auf dieser Reise ins Unbekannte findet er Wachstum und Erlösung, sodass er sich sinnvoll in diese Welt eingebettet fühlen kann.

Zunächst vermeidet der Held die Herausforderung oder er ist ihr nicht gewachsen, was ihn an seiner Fähigkeit, erfolgreich zu sein, zweifeln lässt. Die Herausforderung wird ständig infrage gestellt und sogar abgewiesen, bevor sie schließlich angenommen wird. Während der Reise lässt der Held alte Selbstbeschreibungen hinter sich und reist in unerforschtes Territorium, bevor er seine eigene Bedeutung und seinen Platz in der Welt entdeckt. Es finden einige innere Wandlungen statt, die es ihm erlauben, sich seinen Dämonen zu stellen, seine weltliche Herausforderung zu bestehen und eine neue und erweiterte Erwachsenenidentität zu festigen, die nun vormals nicht integrierte Gedanken, Verhaltensweisen und Emotionen einschließt (vgl. Bischof, 1996, S. 768, 2009, S. 478; Cozolino, 2016, S. 246–251).

15.8 Signaturstärken für Sinn einsetzen

Sinn entsteht durch Zielverfolgung mit Hingabe und unter Einsatz der eigenen größten Stärken (Signaturstärken), die wiederum ermittelt werden mit dem Values in Action Inventory of Strengths (VIA-IS). Aktivitäten, die Menschen mit Zielen verbinden, die größer sind als sie selbst, ermöglichen einen sinnbestimmten Lebensweg. Solche sinnstiftenden Aktivitäten sind zum Beispiel enge Beziehungen, künstlerische, intellektuelle oder wissenschaftliche Tätigkeiten, das Streben nach einem spirituellen Leben, soziale Aktivitäten, Umweltschutz oder das Aufgehen in einem Beruf, der als Berufung erlebt wird.

Als Beispiel sei die lesenswerte Autobiografie von James Rebanks genannt, der im nordenglischen Lake District mit größter Hingabe und von Generation zu Generation überlieferter Sachkenntnis Schafe züchtet. Sein Bekenntnis lautet: „Eine bessere Arbeit als oben auf den Bergen gibt es nicht. Bei der Zeitlosigkeit dort oben durchläuft mich ein Schauer. Ich habe immer das Gefühl geliebt, etwas fortzuführen, das größer ist als ich selbst, das durch die Hände und Augen vieler anderer in tiefe Vorzeiten zurückreicht" (Rebanks, 2016, S. 280). Gleichgültig, auf welchem Weg ein sinnbestimmtes Leben verwirklicht wird, hierdurch wird große Zufriedenheit erreicht. Positive Psychotherapie kann dabei hilfreich sein, erfüllende Ziele zu definieren und zu verfolgen.

Ein sinnbestimmter Lebensweg schützt außerdem vor Gefühlen wie Hoffnungslosigkeit oder Ausgeliefertsein, und er hilft, bei Widrigkeiten nicht aufzugeben. Das größte Glück entsteht, wenn sinnliche Lebensfreude, Engagement und Sinn simultan verwirklicht werden können. Im Vergleich hat die hedonistische Suche nach Vergnügen dabei die geringste Bedeutung für das Lebensglück. Bei Tätigkeiten, die Engagement und Sinn ermöglichen, kommt es viel langsamer zu einem Sättigungsgefühl, da sie in einem Entwicklungsprozess der eigenen Fertigkeiten meistens auf einem immer höheren Niveau ausgeführt werden können (vgl. Rashid, 2013).

Gerade für schwer depressive Patienten ist es notwendig und gleichzeitig nicht einfach, ein positives Verständnis des eigenen Selbst zu erhalten und sich für zielgerichtete Aktivitäten zu motivieren, da die Depression aufgrund der geschilderten neurobiologischen Mechanismen die Tendenz zu negativ verzerrten Schemata unterhält sowie zu einem verminderten Antrieb.

Die folgenden Fragen können hilfreich sein: Was lieben Sie zu tun? Was ist die wichtigste Sache in Ihrem Leben und warum? Was sind die eindrücklichsten Erinnerungen in Ihrem Leben? Welches Ereignis oder welche Person hat Sie in Ihrem Leben am meisten beeinflusst? Gab es bedeutende Personen, die Ihr Konzept eines sinnvollen Lebens beeinflusst haben? Wann hat im eigenen Leben eine bedeutende Einsicht oder Selbsterkenntnis stattgefunden? Was sind Ihre einzigartigen Stärken, Interessen und Werte und wie können Sie diese einsetzen, um etwas persönlich Sinnstiftendes zu tun (vgl. Shin, 2014)? Was brauchen andere Menschen, das Sie ihnen geben können – sodass diese Menschen zu Ihnen kommen können und diese Sache bekommen? Wie verändern oder verwandeln sich diese Menscehn durch das, was Sie ihnen gegeben haben? Wie machen Sie andere Menschen glücklich (vgl. Leipzig, 2013)? Eine hilfreiche Übung, um eine persönliche Vorstellung des gelingenden Lebens mit etwa zehn Fotos und Bildern anschaulich zu visualisieren, ist die „Wie-will-ich-leben-Collage". Das Thema der Collage kreist um die gleichen Fragen: Wie will ich mein Leben leben? Welche Dinge sind mir in meinem Leben wichtig? Worauf lege ich Wert? Wofür soll mein Leben stehen? Welche Werte zählen für mich? Welche Richtung will ich einschlagen (Wengenroth, 2012, S. 192)?

Literatur

Bahleda, M. (2010). *Mercy Songs*. Boulder, CO: White Swan Records.

Baker, I. (2006). *Das Herz der Welt - Eine Reise zum letzten verborgenen Ort*. München: Pendo.

Bischof, N. (1996). *Das Kraftfeld der Mythen - Signale aus der Zeit, in der wir die Welt erschaffen haben*. München: Piper.

Bischof, N. (2009). *Psychologie - Ein Grundkurs für Anspruchsvolle*. Stuttgart: Kohlhammer.

Bucay, J. (2016). *Drei Fragen - Wer bin ich? Wohin gehe ich? Und mit wem?* Frankfurt am Main: Fischer.

Cozolino, L. (2016). *Why Therapy works - using our minds to change our brains*. New York: Norton.

Durant, W. J. (1932). *On the meaning of life*. New York: Ray Long & Richard R. Smith.

Erikson, E. (1963). *Childhood and society*. New York: Norton.

Harari, Y. N. (2015). *Sapiens - a brief history of humankind*. New York: Harper Collins.

Hawking, S. (2018). *Kurze Antworten auf große Fragen*. Stuttgart: Klett-Cotta.

Leipzig, A. (2013). *How to know your life purpose in 5 minutes*. Ted Talks Video Malibu. Verfügbar unter https://www.youtube.com/watch?v=vVsXO9brK7M

Maslow, A. (1962). *Toward a Psychology of Being*. New York: Start Publishing. http://doi.org/10.1037/10793-000

Pargament, K. (2007). *Spiritually integrated psychotherapy - understanding and addressing the sacred*. New York: The Guilford Press.

Peterson, C., Seligman, E. P. (2004). *Character Strengths and Virtues*. New York: Oxford University Press.

Piccard, B. (2003). *Spuren am Himmel - Mein Lebenstraum*. München: Malik Piper.

Pinker, S. (1998). *Wie das Denken im Kopf entsteht*. München: Kindler.

Rashid, T. (2013). Positive psychology in practice: Positive psychotherapy. In S. A. David, I. Boniwell & A. Conley Ayers (Eds.), *The Oxford handbook of happiness* (pp. 978–993). Oxford: Oxford University Press.

Rebanks, J. (2016). *Mein Leben als Schäfer*. München: Bertelsmann.

Shin, J. Y. & Steger, M. F. (2014). Promoting meaning and purpose in life. In A. Parks & S. M. Schueller (Eds.), *The Wiley Blackwell handbook of positive psychological interventions* (pp. 90–110). Chichester: Wiley Blackwell.

Steger, M. F. (2009). Meaning in life. In C. R. Snyder & S. J. Lopez (Eds.), *Oxford handbook of positive psychology* (pp. 679–687). New York: Oxford University Press.

Swaab, D. (2017). *Unser kreatives Gehirn - Wie wir leben, lernen und arbeiten*. München: Droemer.

Utsch, M. (2014). Begriffsbestimmungen: Religiosität oder Spiritualität? In M. Utsch, R. M. Bonelli, S. Pfeifer (Hrsg.), *Psychotherapie und Spiritualität - Mit existenziellen Konflikten und Transzendenzfragen professionell umgehen* (S. 30). Heidelberg: Springer.

Vaillant, G. E. (1980). *Werdegänge - Erkenntnisse der Lebenslauf-Forschung*. Reinbek bei Hamburg: Rowohlt.

Vaillant, G. E. (2008). *Spiritual Evolution - A Scientific Defense of Faith*. New York: Broadway Books/Random House.

Wengenroth, M. (2012). *Therapie-Tools - Akzeptanz- und Commitmenttherapie (ACT)*. Weinheim: Beltz.

Wilson, E. O. (2013). *Die soziale Eroberung der Erde - Eine biologische Geschichte des Menschen*. München: C. H. Beck. http://doi.org/10.17104/9783406645310

Wilson, E. O. (2014). *The Meaning of Human Existence*. New York: Liveright Norton.

Yalom, I. D. (2010). *Existenzielle Psychotherapie*. Bergisch Gladbach: Edition Humanistische Psychologie Kohlhage.

16 Positive Beziehungen

„Suchen Sie das Glück nicht in sich selbst, sondern in Ihren Beziehungen zu anderen.“
Christopher Peterson[17]

„Es ist nur leicht übertrieben, zu sagen, dass Glück die Erfahrung des Zusammenseins mit Menschen ist, die einen lieben und die man liebt.“
Daniel Kahneman[18]

16.1 Fürsorge erhalten und geben

Sich mitfühlend um das Wohl anderer Menschen und Tiere zu kümmern, ist in der angeborenen, neurobiologischen Natur des Menschen fest angelegt, sozusagen fest verdrahtet. Dieses fürsorgliche Verhalten hat sich in der evolutionären Vergangenheit als Eigenschaft der menschlichen Spezies entwickelt, da es für das Überleben von entscheidender, unerlässlicher Bedeutung ist. Fürsorgliches Verhalten zeigt sich allerdings nicht in jeder Situation, es gehört zur guten Seite der Folgen der Multilevel-Selektion, also der Kombination von Gruppen- und Individualselektion. Auf der höheren der beiden relevanten Ebenen biologischer Organisation konkurrieren Gruppen mit Gruppen und fördern kooperative soziale Merkmale bei den Mitgliedern derselben Gruppe. Auf der unteren Ebene konkurrieren Mitglieder derselben Gruppe so miteinander, dass eigennütziges Verhalten gefördert wird. Der Wettstreit zwischen diesen beiden Selektionskräften lässt sich in etwa so darstellen: Innerhalb der Gruppe gewinnen Egoisten gegen Altruisten, aber Gruppen von Altruisten gewinnen gegen Gruppen von Egoisten. Der

17 Peterson, 2011, S. 19.
18 Kahneman, 2012, S. 487.

Gegensatz zwischen den beiden Ebenen der natürlichen Selektion hat in jedem einzelnen Menschen zu einem chimären Genotyp geführt. Diese Tatsache erklärt, dass verschiedene Motivationen häufig im Konflikt zueinander stehen, das Tauziehen zwischen Heldentum und Feigheit, Wahrhaftigkeit und Betrug, Engagement und Rückzug. Stark vereinfacht gesagt: Die Individualselektion fördert Gaunerei, die Gruppenselektion dagegen Tugend (vgl. Mayseless, 2016; Wilson, 2013, S. 345–356).

Doch betrachten wir erneut unser Fürsorgebedürfnis. Ohne erhaltene Fürsorge als Kleinkind und Kind hätte der Einzelne nicht überlebt. Ohne sich auf Fürsorge verlassen zu können, in Form von emotionaler Unterstützung, Hilfsmitteln, Informationen, Anerkennung und Bestätigung, wäre das Überleben auch nach der Kindheit und Jugend gefährdet. Dies ist aber nur eine Seite der angeborenen menschlichen Natur. Neben der angeborenen Bedürftigkeit, Fürsorge zu erhalten, habe wir alle eine angeborene komplementäre Motivation, anderen Wesen Unterstützung und Hilfe zu geben. Diese intrinsische Motivation, für andere zu sorgen, wird bereits in sehr frühen Entwicklungsstadien beobachtet. Entwicklungspsychologische Forschung zeigt, dass bereits ein Jahr alte Kleinkinder eine intrinsische Motivation zeigen, Erwachsenen im Haushalt zu helfen, Sachen zu bringen und bei Leid zu trösten (vgl. Mayseless, 2016).

16.1.1 Eine Quelle für Lebenssinn

Für andere zu sorgen, ist eine zentrale Motivation der menschlichen Natur, nicht nur, weil es das menschliche Leben erhält, sondern auch, weil es eine grundlegende Quelle für Lebenssinn ist. Zwei der häufigsten sinnstiftenden Bereiche beinhalten Fürsorge: zum einen in engen Beziehungen und andererseits Fürsorge für die Gemeinschaft oder für künftige Generationen. Fürsorge ist die Motivation, die Selbstverwirklichung ermöglichen kann, welche wiederum dazu beiträgt, die Welt zu einem besseren Ort zu machen. Das kann durch unterschiedliche Betätigungen geschehen: Kinder aufziehen, ehrenamtliche Arbeit, ein Haustier adoptieren, einen Garten pflegen, einem Nachbarn helfen oder gegen Unrecht kämpfen. Es finden sich individuell große Unterschiede, wie weit der Einzelne sich fürsorglich engagiert, welche Art von Hilfe bereitgestellt wird und für wen. Fürsorge ist vor allem dann mit Selbsterfüllung und Sinngebung verbunden, wenn sie intrinsisch motiviert ist und die Verbindung einer Person zu ihrem authentischen Kern reflektiert. Bei all diesen Unternehmungen trägt der Einzelne zu etwas bei, das größer ist als sein Selbst – und findet dabei Sinn und Bedeutung für sein eigenes Leben.

Übungen, die auf die Stärkung von zwischenmenschlichen Beziehungen fokussieren, beinhalten Elemente wie anderen eigene Zeit zu schenken, das Erkennen von Charakterstärken von Familienmitgliedern und das Erlernen von konstruktiven Kommunikationsstilen. Positive Kommunikation hilft Patienten, positive Mitteilungen des Partners bewusst zu bestätigen und als wertvollen Moment zu nutzen. Die therapeutische Arbeit sollte in Erfahrung bringen, (1) dass Patienten Fürsorge erhalten und lernen, diese mit Freude zu akzeptieren; (2) dass die Patienten lernen, gut für sich selbst zu sorgen, ihre Bedürfnisse und Wünsche sowie ihre Grenzen zu erkennen und zu akzeptieren; (3) dass ihre eigene intrinsische Motivation, für andere zu sorgen, gefördert und bestärkt wird. Therapeuten können diese Einsichten mit eigenem authentischem Verhalten fördern, indem sie sich zuallererst auch nur als Menschen präsentieren, als Menschen, die helfen, aber ebenso Hilfe von anderen brauchen (vgl. Mayseless, 2016).

16.2 Neurobiologie der Empathie

Empathie bezeichnet die Fähigkeit, die Gefühle, Emotionen, Gedanken und Absichten anderer Personen zu erkennen und zu verstehen. Empathie beinhaltet genauer definiert vier grundlegende Faktoren: 1. Die Anwesenheit eines affektiven Zustandes bei einem selbst, 2. Gleichheit zwischen dem eigenen affektiven Zustand und dem einer anderen Person, 3. Auslösung des eigenen affektiven Zustands bei Beobachtung oder Vorstellung des affektiven Zustands einer anderen Person und 4. die Erkenntnis, dass der affektive Zustand der anderen Person der Ursprung ist für den eigenen affektiven Zustand (vgl. Singer, 2015).

Wenn es um Empathie geht, führen alle neurobiologischen Wege durch den *anterioren cingulären Kortex (ACC)*. Der ACC funktioniert wie ein Allzweck-Alarmgerät, das signalisiert, wenn das Verhalten auf ein Hindernis stößt. Er ist zuständig für die Verarbeitung interozeptiver Informationen und für Konfliktmonitoring. Auf Konflikte reagiert der ACC im Sinne einer Diskrepanz zwischen Erwartung und Ergebnis. Schmerzen dagegen sind interozeptive Informationen von vorrangiger Bedeutung, die die Aufmerksamkeit des ACC in Anspruch nehmen. Da der ACC sich mit der Bedeutung von Schmerz befasst, ist er nicht nur für körperlichen Schmerz zuständig, sondern auch für Abstraktionen des Schmerzes, also für den sozialen und emotionalen Schmerz – soziale Ausgrenzung, Angst, Ekel, Verlegenheit.

Zahlreiche Studien zeigen, dass der ACC auch beteiligt ist, wenn der Schmerz eines anderen – ein Nadelstich in den Finger, ein trauriges Gesicht, eine Geschichte über ein Unglück – einen empathischen Zustand hervorruft. Er ist darüber hinaus entscheidend für das Erlernen von Furcht und konditioniertem Vermeidungsverhalten allein durch Beobachtung. Den Schmerz von jemand anderem zu empfinden, kann für das Lernen effektiver sein als nur zu wissen, dass er Schmerzen hat. Im vorderen Teil des ACC gibt es eine Region, die auf den Schmerz anderer ebenso reagiert wie auf eigenen Schmerz. Hingegen reagiert der hintere Bereich des ACC nur auf den eigenen Schmerz (vgl. Frith, 2010, S. 198–201; Sapolsky, 2017, S. 673–712).

Weiterhin gehört zum Empathieschaltkreis auch die Einbeziehung des Insellappens und der *Amygdala*. Insbesondere körperlicher Schmerz aktiviert die Insel, da sie multimodale sensorische Eingänge integriert. Der *anteriore Inselkortex* verbindet Stimuli mit ihrer emotionalen Wertigkeit (Dimension der „affective valence" von angenehm bis unangenehm) durch starke, reziproke Verbindungen mit der Amygdala. Die drei Regionen ACC, Insel und Amygdala sind so eng miteinander verschaltet, dass ein großer Teil der Botschaften der Amygdala an den frontalen Kortex über den ACC läuft. Zahlreiche Umstände, die Empathie hervorrufen, vor allem körperlicher Schmerz, aktivieren neben dem ACC also auch den Inselkortex und die Amygdala, wobei die Größenordnung der Reaktion mit dem subjektiven Empathieempfinden in der betreffenden Situation korreliert (vgl. Devinsky, 2004, S. 350; Sapolsky, 2017, S. 673–712).

16.3 Theory of Mind

Perspektivenübernahme (Theory of Mind) ist der Versuch, andere mit ihren Absichten und Gefühlen zu verstehen und dadurch unser eigenes Verhalten vernünftig anzupassen (Förstl, 2012). Im Gegensatz zu Empathie verursacht Theory of Mind keine emotionale Beteiligung. Es fehlt der spezifische subjektive Erlebnisgehalt, wie es sich für die andere Person anfühlt, Schmerzen zu haben oder sich zu freuen (vgl. Singer, 2015).

Perspektivenübernahme aktiviert neben dem *medialen Präfrontalkortex inklusive des paracingulären Kortex* auch die linke und vor allem die rechte *temporoparietale Übergangsregion (RTPJ)* mit Teilen des superioren temporalen Sulcus (STS). Die TPJ der *linken* Hemisphäre hat großen Anteil am Wernicke-Areal (sensorisches Sprachzentrum; Gloor, 1997, S. 222). Über die Funktion des *rechten* Temporallappens bzw. über die Störung höherer Hirnfunktionen bei dortigen Läsionen war bis in die 1980er-Jahre nur wenig bekannt (Luria, 1980, S. 140). Es wird mittlerweile vermutet, dass die RTPJ-Aktivität den Abgleich zwischen internen Verhaltensvorhersagen und externen sensorischen Reizen widerspiegelt und so die Fähigkeit unterstützt, simultan zwischen verschiedenen Perspektiven auf dieselbe Situation zu unterscheiden. Aufmerksamkeitssignale des RTPJ sind wichtig, um zwischen einer internalen, eigenen Perspektive und einer externalen, umweltbedingten Perspektive bzw. der Sichtweise eines anderen zu unterscheiden und zu wechseln. Zum erweiterten Mentalisierungsnetzwerk scheint auch die *Amygdala* zu gehören (vgl. Sommer, 2012).

Zu einem ähnlichen Ergebnis kamen eigene Studien mit 128-Kanal-EEG und Quellenlokalisation ereigniskorrelierter Potenziale am NIMH Center for the Study of Emotion and Attention (CSEA) der University of Florida. Hier fand sich die größte Veränderung der P3-Antwort von ereigniskorrelierten Potenzialen bei akustisch ausgelöstem Schreckreflex – wenn vorausgehend emotional bedeutsame Bilder oder Geräusche präsentiert wurden – ebenfalls im medialen präfrontalen Kortex und in der temporoparietalen Übergangsregion. In diesen beiden Kortexarealen zeigte sich eine kleinere P3-Amplitude bei emotionalen im Vergleich zu neutralen Stimuli. Vermutlich sind die neuronalen Ressourcen in diesen Regionen bereits mit der Verarbeitung affektiver Stimuli absorbiert (vgl. Keil, 2007; Russmann, 2000).

16.4 Der Mitgefühl-Schaltkreis

Mitgefühl ist die Erfahrung von Mitleid (ein tiefes Bewusstsein für das Leid eines anderen) mit dem Wunsch, das Leid zu lindern. Empathie ist eine notwendige, aber noch nicht ausreichende Voraussetzung, um Mitgefühl entstehen zu lassen. Denn ein Übermaß an Empathie kann eigenes persönliches Elend bewirken und somit ein Abwenden vom Leid des anderen. (vgl. Siegel, 2012; Singer, 2015; Weng, 2017). Richard Davidson, Psychologe und Neurowissenschaftler an der University of Wisconsin–Madison, untersuchte die Hirnaktivität bei Meditierenden, die einen Zustand von Mitgefühl und „unconditional loving-kindness" generierten. Es zeigte sich im EEG eine Zunahme von Gamma-Aktivität mit hoher Amplitude und eine großmaßstäbliche Synchronisierung der Hirnströme. Bei geübten Meditierenden war dieser Anstieg 30-mal größer im Vergleich zu ungeübten Meditierenden.

In einer weiteren Untersuchung wurden während der Mitgefühl-Meditation im MRT Geräusche präsentiert, die menschliches Leid darstellten, wie zum Beispiel Schreien. Verglichen wurden 15 Meditationsexperten mit 10000 bis 50000 Stunden Meditationspraxis mit einer Kontrollgruppe mit 15 Meditationsanfängern. Die größten Veränderungen zeigten sich in der *Inselregion*, in der *Amygdala* und im *rechtsseitigen temporoparietalen Übergang*. Im Vergleich hierzu zeigte sich eine geringere Aktivitätsänderung, wenn die Probanden ruhten und keine Mitgefühl-Meditation praktizierten. Wie bei der EEG-Studie waren die größten Veränderungen der Hirnaktivität bei den geübten Meditierenden sichtbar. Die Ergebnisse lassen vermuten, dass Mitgefühl geübt werden kann und dabei im Gehirn zu einer dauerhaften Verstärkung des entsprechenden emotionalen Mitgefühl-Schaltkreises führt. Durch mentales Training könnte das Gehirn vermutlich trainiert werden, auch in der realen Welt (in einem nicht meditativen Zustand) mitfühlender zu sein, sodass mitfühlender gehandelt und Leiden gelindert wird (vgl. Davidson, 2012; Weng, 2017).

Der Vergleich involvierter Kortexareale bzw. neuronaler Schaltkreise bei Tagträumen, Perspektivenübernahme, Empathie und Mitgefühl (siehe **Tabelle 16-1**) generiert weitere Fragen: Warum sind beim Mitgefühl in den Studien von Davidson, welches in einer hierarchischen Reihenfolge dieser kognitiven Prozesse an oberster Stelle stehen müsste, nicht auch frontale Strukturen involviert? Weitere Studien zeigten tatsächlich, dass die Bewertung des Wohlergehens anderer und die daraus folgende Motivation für mitfühlendes, prosoziales Verhalten mit er-

Tabelle 16-1: Der Vergleich beteiligter Areale in Studien mit bildgebenden Verfahren bei Tagträumen, Perspektivenübernahme, Empathie und Mitgefühl zeigt Übereinstimmungen der Hirnaktivität: Ähnliche kognitive Prozesse involvieren neuronale Schaltkreise mit unterschiedlicher Beteiligung von medialem präfrontalem Kortex, temporoparietaler Übergangsregion, Insel und Amygdala

Tagträumen: Default Mode Network (DMN) (Birbaumer, 2016)	Perspektivenübernahme: Theory of Mind (ToM) (Sommer, 2012; Ashar, 2016)	Empathie (Frith, 2010; Sapolsky, 2017)	Mitgefühl (Davidson, 2012; Ashar, 2016; Weng, 2017)
Medialer präfrontaler Kortex (mPFC), posteriorer Gyrus cinguli (pCC)	Dorsomedialer präfrontaler Kortex (dmPFC), posteriorer cingulärer Kortex (PCC)	Anteriorer cingulärer Kortex (aCC)	Ventromedialer präfrontaler Kortex (vmPFC)
Posteriorer parietaler Kortex	Rechte temporoparietale Übergangsregion (RTPJ)		Rechte temporoparietale Übergangsregion (RTPJ)
		Anteriorer Inselkortex (aI)	Inselkortex
Hippocampus	Amygdala	Amygdala	Amygdala

höhter Aktivität des ventromedialen präfrontalen Kortex (vmPFC) einhergeht. Der ventromediale präfrontale Kortex verbindet Systeme, die am episodischen Gedächtnis, an der Repräsentation der affektiven Qualitäten sensorischer Ereignisse, an sozialer Kognition und an interozeptiven Signalen beteiligt sind; und er spielt eine einzigartige Rolle, konzeptionelle Informationen darzustellen und Konzepte in affektives Verhalten und physiologische Reaktionen umzuwandeln (vgl. Ashar, 2016; Weng, 2017).

Verschiedene psychische Erkrankungen gehen mit einem Mangel an Empathie einher, insbesondere bei der psychopathischen Störung manifestiert sich die Essenz eines Empathiemangels. Verhaltensdefizite und Neurobiologie wurden im Kap. 10 „Vergebung“ bereits ausführlicher beschrieben. Es findet sich bei Psychopathie vor allem eine Dysfunktion der Amygdala und ihrer funktionalen Konnektivität mit dem orbitofrontalen präfrontalen Kortex (vgl. Singer, 2015; Swaab, 2017, S. 320–323).

Bei der Borderline-Störung finden sich Defizite der Perspektivenübernahme (vgl. Ashar, 2016).

Depressive, antriebslose Patienten zeigen weniger Reaktionen bei Aufgaben, welche Gefühle induzieren. Es fällt ihnen auch schwerer, sich in andere Personen und deren Gedankengänge hineinzuversetzen. So machen sie in Theory-of-Mind-Aufgaben mehr Fehler (Dykierek, 2012; Post, 2000). Und die hypoaktiven Strukturen der Depression betreffen – wie in Kap. 2 dargestellt – u. a. den inferioren Parietallappen, den dorsalen Teil des anterioren Cingulum und das posteriore Cingulum. Umgekehrt wurde in Kap. 5 festgestellt, dass Achtsamkeitsmeditation Depressionen lindert und zu einer verstärkten Aktivierung des anterioren cingulären Kortex und der Inselregion führt.

16.4.1 Burn-out verhindert Mitgefühl

Wie vorausgehend beschrieben zeigen die involvierten Netzwerke bei Empathie, Mitgefühl und Theory of Mind wie zu erwarten teilweise eine Übereinstimmung. Interessanterweise zeigt sich aber auch eine gewisse Ähnlichkeit mit dem Ruhezustandsnetzwerk. Im Kap. 11 „Rhythmus“ wurde dargestellt, dass weite Teile des Default-Mode-Netzwerks identisch sind mit jenen Hirnzentren, die bei allen Arten von Selbstprojektion als besonders aktiv identifiziert wurden. Selbstprojektion heißt u. a., dass wir uns in andere Menschen hineinversetzen oder uns selbst von außen betrachten. Jedenfalls scheint es beim Tagträumen vor allem darum zu gehen, die Perspektive zu wechseln und sich vorzustellen, was andere über uns denken und was wir tun und empfinden würden, wenn wir jemand anderes wären (vgl. Birbaumer, 2016, S. 88–99). Dabei bestehen offenbar bessere neurobiologische Voraussetzungen für Empathie und Mitgefühl als im Burn-out-Funktionsmodus mit völliger Absorption auf eigene Zielerreichung. In Übereinstimmung mit diesen Befunden wurde in Kap. 2 bei der Beschreibung der Burn-out-Symptomatik bereits festgestellt, dass Menschen, die kognitiv ausgelastet sind, eher egoistische Entscheidungen treffen, sexistische Ausdrücke verwenden und in sozialen Situationen oberflächliche Urteile fällen.

Diese Schaltkreise unterliegen offensichtlich einer Regulation durch Kortisol. Forscher der McGill University Montreal untersuchten vergleichend das empathische Verhalten sowohl von Studenten als auch von Mäusen und kamen zu dem gleichen Ergebnis: Gestresste Individuen – mit einem höheren Kortisolspiegel – lässt das Leiden von Artgenossen kälter. Wenn umgekehrt bei Studenten und Mäusen die Kortisolsynthese oder Kortisolrezeptoren pharmakologisch blockiert wurden, zeigte sich wieder eine Verstärkung des Mitgefühls (vgl. Martin, 2015).

Diese negative Korrelation von Stress und Mitgefühl wird im Alltag an so manchen Beispielen deutlich. Der große amerikanische Kardiologe Bernard Lown schrieb mit seinem Buch „Die verlorene Kunst des Heilens" einen Appell für eine menschliche Medizin, damit Ärzte unter den einengenden administrativen und ökonomischen Bedingungen nicht zu Leistungserbringern degradiert würden, die Gefahr liefen, ihre Ideale und ihre menschliche Verantwortung zu vergessen. Patienten wünschten sich mit ihren Ärzten ein Bündnis des Vertrauens. Dieses Vertrauen erwerbe sich der Arzt, während er die Kunst der Anteilnahme ausübe (Lown, 2004, S. X–XIII). Aus neurobiologischer Sicht kann dies nur Ärzten gelingen, die sich nicht in einem Dauerstress-Zustand befinden. Es ist gut dokumentiert, dass gerade in sozialen, mitfühlenden Berufen ein erhöhtes Risiko für Burnout und erschöpfte emotionale Ressourcen besteht. Bei häufiger, stressauslösender Konfrontation mit dem Leiden anderer können Mitgefühl und helfendes Verhalten dann schwinden. Die „Desensibilisierung" beruht auf den beschriebenen, neurobiologischen Zusammenhängen. Positiv betrachtet führen Burn-out-Prävention und verbesserte Arbeitsbedingungen u. a. zu vermehrtem Mitgefühl.

16.5 Resilienz durch charismatische Erwachsene

Was unterscheidet resiliente Kinder von anderen Kindern, die unter schwierigen Bedingungen aufwachsen? Die Entwicklungspsychologin Emmy Werner hat in ihrer berühmten Kauai-Langzeitstudie 700 Kinder auf einer der Hauptinseln von Hawaii über Jahrzehnte wissenschaftlich begleitet. Rund ein Drittel dieser Kindergruppe bestand aus Risikokindern, sie wuchsen unter äußerst schwierigen Bedingungen von Armut, Krankheit der Eltern, Vernachlässigung, Misshandlung und Gewalt auf. Bei zwei Dritteln dieser Risikokinder zeigten sich erwartungsgemäß die negativen Folgen dieser Widerwärtigkeiten, ein Drittel aber entwickelte sich äußerst positiv. Die Auswertung der Lebensdaten zeigte, dass diese Kinder über individuelle Eigenschaften wie ruhiges Temperament, Offenheit und soziale Intelligenz verfügten, die es ihnen erlaubten, Hilfe zu holen und Hilfe zulassen zu können. Viele von ihnen fanden Halt in einer stabilen emotionalen Beziehung zu Bezugspersonen außerhalb der zerrütteten Familie, etwa zu Lehrpersonen, Pfadfinderleitern oder Großeltern, welche die negativen Wirkungen widriger Umstände abfedern konnten (vgl. Perrig-Chiello, 2015).

Damit Kinder Resilienz entwickeln können, benötigen sie wenigstens eine erwachsene Person, die ihnen in Worten und Taten kommuniziert: „Ich glaube an dich und ich stehe dir bei." Solch eine erwachsene Person bezeichnete Julius Segal als „charismatic adult", einen charismatischen Erwachsenen. Es ist erwiesen, dass die Anwesenheit eines charismatischen Erwachsenen für Kinder eine notwendige Bedingung ist, um optimistisch und resilient zu werden. Bei fehlender Verbindung mit mindestens einem Erwachsenen, der bedingungslose Akzeptanz und Liebe gibt, ist es höchst unwahrscheinlich, dass Kinder eine resiliente Geisteshaltung entwickeln werden (vgl. Brooks, 2004, S. 151–181).

„Vor allem Störungen zwischenmenschlicher Beziehungen in der Kindheit und Jugend erhöhen nachweislich das Risiko für die Entwicklung einer Depression. Das Risiko, später an Depressionen zu erkranken, steigt, wenn das Klima im Elternhaus von mütterlicher Überbehütung bei gleichzeitig verringerter elterlicher Anteilnahme geprägt ist und die Kinder die Eltern als wenig liebevoll und zugleich stark kontrollierend erleben. Andererseits begünstigt auch der sogenannte permissive elterliche Erziehungsstil die Entwicklung einer Depression. Ein entsprechend hochtoleranter und wenig kontrollierender und Grenzen setzender Erziehungsstil steht in engerem Zusammenhang mit depressiven Erkrankungen als etwa in der Kindheit erlebte Instabilität oder fehlende Kontinuität im Hinblick auf die primären Bezugspersonen. Nicht depressive Personen erleben hingegen am häufigsten einen sogenannt autoritativen Erziehungsstil, der sich einerseits durch Kontrolle und Autorität, andererseits aber durch ein liebevolles Eingehen auf die Bedürfnisse und Sorgen des Kindes auszeichnet" (Roth, 2014, S. 257).

Benötigen nicht auch Erwachsene einen charismatischen Erwachsenen, um resilient bzw. stressresistent zu werden? Robert Brooks, Psychologe an der Harvard-Universität, ist überzeugt, dass wir alle die Anwesenheit eines charismatischen Erwachsenen in unserem Leben benötigen. Gleichgültig, wie sicher und selbstbewusst sich jemand fühlt, sollte jeder mit Menschen interagieren, die ihn akzeptieren und von denen er Stärke gewinnt, um Optimismus und Resilienz zu stärken und aufrechtzuerhalten. Hier ergibt sich eine weitere Frage: Wird die eigene Resilienz genährt, wenn wir für andere als charismatische Erwachsene fungieren? Auch dies scheint sich zu bewahrheiten. Es ist gleichermaßen wichtig, als charismatischer Erwachsener zu dienen und von solchen umgeben zu sein, um stressresistent und emotional glücklich zu werden. Damit machen wir uns selbst das größte Geschenk, für unsere Würde und unseren Selbstwert, wenn wir für andere auf diese Weise da sind. Therapeutisch sind diese Fragen hilfreich: Wer sind die charismatischen Erwachsenen in Ihrem Leben? Welche Menschen würden Sie als einen charismatischen Erwachsenen für Ihr Leben benennen (vgl. Brooks, 2004, S. 151–181)?

16.6 Verbundenheit

Untersuchungen bei Managern zeigten, dass es für eine Spitzenposition in großen Unternehmen der entscheidende Faktor ist, wie die Beziehungen mit den Untergebenen gestaltet werden. Die Manager mit der höchsten Performance gaben mehr Zuneigung und positives Feedback, aber sie wünschten sich auch selbst Zuneigung. Die meisten Untergebenen arbeiten offenbar effizienter für Menschen, die sie mögen (vgl. Brooks, 2004, S. 156–157). Navy SEAL Thom Shea schreibt in seiner Biografie: „In schwierigen Zeiten, Zeiten wenn mentale und physische Erschöpfung einsetzt, *musst* du dich mit denen um dich herum verbinden. ... Ich bewegte mich zwischen den Männern umher, bekräftigte, wie gut sie ihre Sache gemacht hatten, und fragte, ob sie irgendetwas brauchten. Ich weiß wirklich nicht, ob dieses in Verbundenheit sein für die Männer irgendeinen Unterschied machte – aber für mich bedeutete Verbundenheit alles. Es nährte mich und machte mich stolz, ihr Chief zu sein. Ich war stolz, ein Teil von ihnen zu sein“ (Shea, 2014, pp. 153, 195, Übers. d. Autors). Dem bleibt wenig hinzuzufügen. Auch auf einer psychiatrischen oder medizinischen Notfallstation funktioniert Führung auf diese Weise.

Um Verbundenheit bzw. positive Beziehungen zu nähren, nennt Robert Brooks diesen Leitsatz: *Mache Verbundenheit zu einer Top-Priorität in deinem Leben.* Manchmal braucht es Krisen oder Tragödien wie ein Burn-out, um Beziehungen wieder Priorität einzuräumen. Wenn Burn-out-Patienten gefragt werden, was ihnen im Leben wichtig ist, nennen sie typischerweise: meine Rolle als Ehemann, meine Rolle als Vater für meine Kinder, meine Gesundheit, in die Natur gehen und Erfolg bei der Arbeit. Aber die Arbeit, an fünfter Stelle genannt und in Burn-out-Krisen gekennzeichnet durch Unzufriedenheit und Unglücklichsein, konsumiert nahezu alles an Zeit und Aufmerksamkeit. Was könnten erste kleine Schritte für eine Veränderung sein? Vielleicht an einem Morgen in der Woche etwas später kommen, um mit den Kindern zu frühstücken. Oder an zwei Abenden in der Woche früher nach Hause kommen, um mit den Kindern gemeinsam zu Abend zu essen. Vielleicht jeden Samstagabend mit der Ehefrau ausgehen, damit es wieder ein wenig Zeit füreinander gibt (vgl. Brooks, 2004, S. 151–181).

Jeder Mensch sollte wenigstens eine *vertrauensvolle Beziehung* zu einem anderen Menschen unterhalten. In dieser Beziehung sollte sich der Einzelne frei fühlen, seine Sorgen und Nöte, auch seine Peinlichkeiten und Befürchtungen zu besprechen (vgl. Correll, 1978, S. 280). Manche warten ihr ganzes Leben auf Beziehungen und wenn sie irgendwann zurückschauen, wundern sie sich, warum sie sich so einsam fühlen, so wenig Freunde haben, warum sie selber nicht mehr Freundschaften angestrebt haben. Es braucht manchmal ein wenig Mut, selbst die Initiative zu ergreifen, das Risiko von Zurückweisungen in Kauf zu nehmen und etwas Neues zu wagen. Alte Beziehungen vergehen, weil sich Interessen und Lebensentwürfe ändern. Dafür können an anderer Stelle wieder neue Beziehungen entstehen, wenn vergangene Beziehungen proaktiv durch neue ersetzt werden. Für ältere Menschen sind Verbindungen mit der jüngeren Generation von unschätzbarem Wert. Die Harvard-Grant-Langzeitstudie zeigte die sinnstiftenden Auswirkungen für die emotionale Gesundheit bei Älteren, wenn sie ihre Lebenserfahrung an Jüngere weitergaben. Auch die Verbindung mit einem Haustier wie einem Hund wirkt Stress entgegen und mildert Ängste. Untersuchungen zeigten einen beruhigenden Effekt durch Haustiere, der sich u.a. durch die Senkung des Blutdrucks ausdrückte. Die neuronalen Strukturen für Bindungs- und Fürsorgeverhalten sozialer Säugetiere ähneln denen des Menschen (vgl. Brooks, 2004, S. 151–181).

16.7 Sichere und unsichere Bindungsmuster

Menschen, auf deren emotionale Bedürfnisse in der Kindheit nur unzureichend eingegangen wurde und die deshalb ein unsicheres Bindungsmuster entwickelt haben, fehlt eine Grundsicherheit in späteren Beziehungen. Bei Streit verfallen sie schnell in eine innere Panik, die sie fordernd und verletzend werden lässt oder emotional kalt. Paare, bei denen zumindest ein Partner sicher gebunden ist, können einen Streit generell schneller hinter sich lassen. Eine wichtige Struktur, an der die Sicherheit der frühen Bindungsbeziehung langfristige Spuren hinterlässt, ist die Amygdala. Unsicher gebundene Kinder weisen im Erwachsenenalter ein vergrößertes Volumen der Amygdala auf. Vermutlich führt die Vergrößerung der

Amygdala bei den unsicher gebundenen Kindern zu einer erhöhten Neigung zu Stressempfindlichkeit. Bereits in einer ganzen Reihe von Studien wurde gezeigt, dass vorgeburtlicher Stress das Risiko für eine stärkere Stressempfindlichkeit, für ängstliches oder manchmal auch aggressives Verhalten erhöht. Somit sind wir wieder bei den inneren Risikofaktoren für Burn-out angelangt.

Kinder feinfühliger, liebevoller Mütter sind umgekehrt besonders stressresistent: Sie haben bereits im Alter von sechs Monaten eine ausgeprägtere und effizientere Verbindung zwischen Bereichen der mittleren limbischen Ebene (basolaterale Amygdala, Basalganglien, Hippocampus, Dopamin-freisetzende Zellen zum Nucleus accumbens) und der oberen limbischen Ebene (ventromedialer präfrontaler, orbitofrontaler, cingulärer und insulärer Kortex), außerdem sind weitere Areale der Hirnrinde stärker mit den emotionalen Zentren der mittleren limbischen Ebene verbunden. Damit wird der Grundstein gelegt für eine effiziente Emotionsregulation, eine erhöhte mentale Flexibilität und eine gute soziale Kommunikation. Vorschulkinder mit sicheren Bindungserfahrungen haben häufig Persönlichkeitseigenschaften, die mit einer guten psychischen Gesundheit und einer hohen sozialen Kompetenz verbunden sind. Diese Kinder haben ein sicheres Fundament für eine gesunde und glückliche psychische Entwicklung und die Fähigkeit, im späteren Leben selbst liebevoll und fürsorglich Kinder aufzuziehen (vgl. Strüber, 2016, S. 169–179).

Literatur

Ashar, Y.K., Andrews-Hanna, J.R., Dimidjian, S. & Wager, T.D. (2016). Toward a neuroscience of compassion: A brain systems-based model and research agenda. In J.D. Greene, I. Morrison & M.E.P. Seligman (Eds.), *Positive Neuroscience* (pp. 125–142). New York: Oxford University Press.

Birbaumer, N. & Zittlau, J. (2016). *Denken wird überschätzt – Warum unser Gehirn die Leere liebt.* Berlin: Ullstein.

Brooks, R. & Goldstein, S. (2004). *The power of resilience – achieving balance, confidence, and personal strength in your life.* New York: Contemporary Books McGraw-Hill.

Correll, W. (1978). *Menschen durchschauen und richtig behandeln – Psychologie für Beruf und Familie.* München: mvg.

Davidson, R.J. (2012). The Neurobiology of Compassion. In C.K. Germer & R.D. Siegel (Eds.), *Wisdom and compassion in psychotherapy – deepening mindfulness in clinical practice* (pp. 111–118). New York: Guilford.

Devinsky, O. & D'Esposito, M. (2004). *Neurology of cognitive and behavioral disorders.* New York: Oxford University Press.

Dykierek, P., Schramm, E. & Berger, M. (2012). Bedeutung der Theory of Mind für die Psychotherapie der Depression. In H. Förstl (Hrsg.), *Theory of Mind – Neurobiologie und Psychologie sozialen Verhaltens* (S. 319–323). Berlin, Heidelberg: Springer.

Frith, C. (2010). *Wie unser Gehirn die Welt erschafft.* Heidelberg: Springer Spektrum. http://doi.org/10.1007/978-3-8274-2344-3

Förstl, H. (2012). *Theory of Mind – Neurobiologie und Psychologie sozialen Verhaltens* (S. VII). Heidelberg: Springer.

Gloor, P. (1997). *The temporal lobe and limbic system*. New York: Oxford University Press.

Kahneman, D. (2012). *Schnelles Denken, langsames Denken*. München: Siedler.

Keil, A., Bradley, M.M., Junghöfer, M., Russmann, T., Lowenthal, W. & Lang, P.J. (2007). Cross-modal attention capture by affective stimuli: Evidence from event-related potentials. *Cognitive, Affective, & Behavioral Neuroscience, 7* (1), 18–24. http://doi.org/10.3758/CABN.7.1.18

Lown, B. (2004). *Die verlorene Kunst des Heilens – Anstiftung zum Umdenken*. Stuttgart: Schattauer.

Luria, A.R. (1980). *Higher cortical functions in man*. New York: Basic Books.

Martin, L.J., Hathaway, G., Isbester, K., Mirali, S., Acland, E.L., Niederstrasser, N. et al. (2015). Reducing Social Stress Elicits Emotional Contagion of Pain in Mouse and Human Strangers. *Current Biology, 25*(3), 326–332. http://doi.org/10.1016/j.cub.2014.11.028

Mayseless, O. (2016). Caring and meaning in psychotherapy. In P. Russo-Netzer, S.E. Schulenberg & A. Batthyany (Eds.), *Clinical perspectives on meaning – positive and existential psychotherapy* (pp. 363–381). Cham: Springer International.

Perrig-Chiello, P. (2015). Vulnerabilität und Wachstum über die Lebensspanne. In Rotes Kreuz (Hrsg.), *Wege aus der Verletzlichkeit* (Reihe Gesundheit und Integration – Beiträge aus Theorie und Praxis) (S. 21–49). Zürich: Seismo.

Peterson, C. (2011). Der andere in uns. In L. Bormans (Hrsg.), *Glück – the world book of happiness* (pp. 16–19). Köln: DuMont.

Post, R.M. (2000). Neural substrates of psychiatric syndromes. In M.-M. Mesulam (Ed.), *Principles of behavioral and cognitive neurology* (pp. 406–438). New York: Oxford University Press.

Roth, G. & Strüber, N. (2014). *Wie das Gehirn die Seele macht*. Stuttgart: Klett-Cotta.

Russmann, T., Bradley, M.M., Junghöfer, M., Keil, A. & Lang, P.J. (2000). P3 response to an acoustic startle probe is modulated by emotional sounds. *Psychophysiology, 37* (1), 84.

Sapolsky, R. (2017). *Gewalt und Mitgefühl – Die Biologie menschlichen Verhaltens*. München: Hanser.

Shea, T. (2014). *Unbreakable – a navy SEAL's way of life*. New York: Little, Brown and Co.

Siegel, R.D. & Germer, C.K. (2012). Wisdom and compassion: two wings of a bird. In C.K. Germer & R.D. Siegel (Eds.), *Wisdom and compassion in psychotherapy – deepening mindfulness in clinical practice* (pp. 7–34). New York: Guilford.

Singer, T. & Decety, J. (2015). Social neuroscience of empathy. In J. Decety & J.T. Cacioppo (Eds.), *The Oxford handbook of social neuroscience* (pp. 551–564). New York: Oxford University Press.

Sommer, M., Döhnel, K., Schuwerk, T. & Hajak, G. (2012). Funktionell-neuroanatomische Grundlagen der Theory of Mind. In H. Förstl (Hrsg.), *Theory of Mind – Neurobiologie und Psychologie sozialen Verhaltens* (S. 89–102). Berlin: Springer.

Strüber, N. (2016). *Die erste Bindung – Wie Eltern die Entwicklung des kindlichen Gehirns prägen*. Stuttgart: Klett-Cotta.

Swaab, D. (2017). *Unser kreatives Gehirn – Wie wir leben, lernen und arbeiten*. München: Droemer.

Weng, H.Y., Schuyler, B. & Davidson, R.J. (2017). The Impact of Compassion Meditation Training on the Brain and Prosocial Behavior. In E.M. Seppälä, E. Simon-Thomas, S.L. Brown, M.C. Worline, C.D. Cameron & J.R. Doty (Eds.), *The Oxford Handbook of Compassion Science* (pp. 133–146). New York: Oxford University Press.

Wilson, E.O. (2013). *Die soziale Eroberung der Erde – Eine biologische Geschichte des Menschen*. München: C.H. Beck. http://doi.org/10.17104/9783406645310

17
Zielerreichung

„So schön könnte das Leben sein: am See sitzen, Kaffee, Kuchen und Glace genießen. Aber so ein Leben wäre nach kürzester Zeit unerträglich langweilig, das Alltägliche, immer Gleiche, nicht Erkämpfte ermüdet.“

Oswald Oelz[19]

Die ursprüngliche Theorie des authentischen Glücks von Martin Seligman aus dem Jahre 2002 besagte, dass wir drei Elemente um ihrer selbst willen wählen: positives Gefühl, Flow-Erlebnisse und Sinn. Seine ehemalige Studentin Senia Maymin machte Martin Seligman auf einen weiteren Faktor aufmerksam: Viele Menschen würden nur um des Erfolges willen erfolgreich sein wollen („many people live to achieve, just for achievement's sake“). Mittlerweile ist gut belegt, dass es glücklich macht, ein ersehntes Ziel zu erreichen, für das man sich anstrengen musste, aber welches machbar ist. So wurde schließlich die Theorie des Glücks weiterentwickelt zum PERMA-Konzept (vgl. Seligman, 2011, S. 10, 14). Zielerreichung ist auf die Zukunft ausgerichtet, während Engagement bzw. Flow und positives Gefühl im Hier und Jetzt stattfinden – und damit Qualitäten von Achtsamkeit besitzen. Oder mit anderen Worten: Während bei Engagement eher die Tätigkeit an sich im Vordergrund steht, geht es bei Zielerreichung (Achievement) mehr um die Freude über das Erreichte.

17.1 Eigenwertstreben

Welche Art von Leistungsmotivation steht hinter diesem „um des Erfolges willen erfolgreich sein wollen“? Die Alltagserfahrung lehrt, dass der Mensch ein starkes Bedürfnis verspürt, sich seines eigenen Wertes vor einem als verbindlich aner-

19 Oelz, 2011, S. 90.

kannten Maßstab zu vergewissern, die eigene Tüchtigkeit also nicht etwa nur vor anderen zu demonstrieren, sondern auch vom Richtspruch der eigenen Selbsteinschätzung bestätigt zu sehen. Die Tugend Tüchtigkeit bzw. altgriechisch Areté gilt als zentraler Bestandteil einer gelingenden Lebensführung, die nach eudaimonischem Glück strebt; in der Klassifikation der Charakterstärken formuliert als Ausdauer/Beharrlichkeit/Fleiß.

Im Geltungsstreben sucht der Mensch sein Wertbild im Spiegel des Urteils seiner Mitwelt, im Eigenwertstreben dagegen im eigenen Urteil, d.h. im Hinblick auf eine Wertordnung, die sich ihm von innen her erschlossen hat. Mit gereifter Autonomie und permanenter Identität erhält das Selbstwertgefühl Fundierung im bewusst erfahrbaren Selbstbild, möglichst unabhängig von der sozialen Bestätigung und dem Urteil anderer (siehe auch Übersicht der Grundbedürfnisse und Wohlbefindensmodelle im 5. Kapitel) (vgl. Bischof, 2009, S. 477–478, 2012, S. 323–328).

17.2 Unternehmungslust

Hinsichtlich des oben genannten Zitats von Oswald Oelz lässt sich ein weiteres Motiv feststellen: Wir besitzen ein Affektsystem, das konstitutionell auf exzessive Unternehmungslust eingerichtet ist. Damit hat es Homo erectus vor zwei Millionen Jahren gewagt, auf eine weltweite Wanderschaft aufzubrechen, anders als alle anderen Primaten. So erträgt man eben nicht nur die Existenzangst besser, sondern man wird auch im Vertrauten viel nachhaltiger von Überdruss und Langeweile heimgesucht: Die Reduktion der Angstbereitschaft bringt nicht nur Milderung, sondern auch die Motivation, sich Risiken zu stellen (vgl. Bischof, 2009, S. 484). Mit Blick auf die 24 Charakterstärken dürfte hier die Ausprägung der Stärken Neugier und Enthusiasmus (Komponenten der Tugend Mut) eine Rolle spielen – um das Leben als ein Abenteuer zu leben.

17.3 Hartnäckigkeit

Zu den Eigenschaften, die Menschen im Leben erfolgreich machen, zählen Intelligenz, Selbstkontrolle und gemäß den Arbeiten von Martin Seligmans Mitarbeiterin Angela Duckworth auch Hartnäckigkeit („grit"). Hartnäckigkeit ist eine individuell verschieden ausgeprägte Persönlichkeitseigenschaft, die sich durch das Festhalten an langfristigen Zielen auszeichnet. Hartnäckigkeit ist verwandt mit der Persönlichkeitsdimension Gewissenhaftigkeit, setzt jedoch einen etwas anderen Akzent. Während gewissenhafte Menschen durchaus häufig wechselnde Interessen und Ziele aufweisen können, beschreibt Hartnäckigkeit vor allem eine besondere Ausdauer in Bezug auf ein oder wenige große Vorhaben, die man über lange Zeit nicht aus dem Blick verliert. Somit besitzt Hartnäckigkeit zwei Komponenten: Die erste Komponente beschreibt die Beständigkeit der eigenen Interessen, also eine Art Leidenschaft für die Sache. Die zweite Komponente beinhaltet das Durchhaltevermögen, sich von Rückschlägen nicht entmutigen zu lassen.

Die Auswertung vorliegender Studien zeigte allerdings, dass die Komponente Durchhaltevermögen als Prädiktor für Erfolg dabei eine weitaus größere Rolle spielt als die Konsistenz der Interessen. Somit ist die Einführung des neuen Begriffes Hartnäckigkeit nicht unbedingt notwendig. Es wird vielmehr die alte Weisheit belegt, dass der Persönlichkeitsfaktor Gewissenhaftigkeit für Erfolg mindestens so wichtig ist wie allgemeine Intelligenz. Gewissenhaftigkeit bzw. Hartnäckigkeit lässt sich bei Schulkindern fördern mit einer Wachstumsmentalität, d.h. mit dem Glauben daran, dass man wachsen und hinzulernen kann. Oftmals weniger beachtet wird die Tatsache, dass bei kleinen Kindern in den ersten Lebensjahren bis zum Vorschulalter die Intelligenz noch nicht endgültig festgelegt ist und durch liebevolle Zuwendung mit vielen Gesprächen gefördert werden kann (siehe Kap. 11 „Rhythmus") (vgl. Duckworth, 2016; Thivissen, 2018).

17.4 Ziele entsprechend den eigenen Fähigkeiten

Bei Daniel Kahneman findet sich diese Aussage: „Ein Rezept für ein unglückliches Erwachsenenalter besteht darin, Ziele festzusetzen, die besonders schwer zu erreichen sind" (Kahneman, 2012, S. 495). Auf den ersten Blick findet sich somit ein Widerspruch zu der oben genannten Feststellung, dass das Erreichen von Zielen glücklich macht. Es sieht so aus, dass hier einer der Risikofaktoren für Depression und Burn-out ausfindig gemacht werden kann. Die eigenen Grenzen ausloten und erweitern, Visionen umsetzen und Träume verwirklichen, das soll keinesfalls abgewertet werden. Irvin Yalom bringt es auf den Punkt: „Ich glaube, dass es zwischen Todesangst und erfülltem Leben einen Zusammenhang gibt: Je größer das ungelebte Leben, desto größer die Verzweiflung" (Yalom, 2010, S. 12).

Es braucht allerdings das passende Augenmaß, die Ziele sind entsprechend den eigenen Fähigkeiten zu wählen (siehe auch Kapitel 5.5.1 „Balance von Grundbedürfnissen"). „Tough times never last, but tough people do", lautet ein

Sprichwort. Das einzige Problem ist, es stimmt nicht. Manche Menschen sind mit 50 Jahren zutiefst frustriert: Sie haben mit jahrzehntelanger eiserner Arbeitsmotivation ihre hoch qualifizierte Spitzenposition erreicht. Aber zu welchem Preis? Am Leben haben diese Overachiever im Grunde gar nicht teilgenommen und irgendwann dämmert es ihnen, dass sie die verpasste, ungelebte Zeit nicht mehr nachholen können, dass ihnen Jahrzehnte des Lebens fehlen. Der englische Verhaltensforscher Paul Dolan stellt fest: „Letztlich zählt für uns allein die Gesamtheit unseres im Leben erfahrenen Glücks" (Dolan, 2015, S. 55).

Ungezügelte Zielstrebigkeit beeinträchtigt nicht nur die physische und emotionale Gesundheit negativ, sondern überdies die Qualität der zwischenmenschlichen Beziehungen. Diese Thematik wurde in dem zeitlos modernen Märchen „Das kalte Herz" von Wilhelm Hauff aus dem Jahre 1827 meisterhaft dargestellt. Die Geschichte endet mit den Worten: „So lebten sie still und unverdrossen fort, und noch oft nachher, als Peter Munk schon graue Haare hatte, sagte er: ‚Es ist doch besser, zufrieden zu sein mit wenigem, als Gold und Güter haben und ein kaltes Herz'" (Hauff, 1995, S. 76). (Auch Peter Munk hat übrigens den Reifungsprozess des Heldenmythos durchlaufen, vgl. Kap. 15 „Sinn").

Es geht um diesen anspruchsvollen Balanceakt, der immer wieder neu auszuloten ist: trotz gesetzter Ziele auch im Hier und Jetzt zu leben. Das PERMA-Konzept besteht eben aus mehreren Faktoren und die Forschung der Positiven Psychologie zeigte, dass diejenigen am glücklichsten sind, die alle Faktoren – alle Grundbedürfnisse – berücksichtigen. Paul Dolan bringt diese Lebensweisheit auf die kürzeste Formel: Glück ist die Erfahrung von Freude *und* Sinnhaftigkeit (Dolan, 2015, S. 40). Also ein Leben reich an Aktivitäten, die sowohl Freude machen als auch Sinnhaftigkeit vermitteln. Ein vergleichender Blick in andere Kulturen und andere Epochen kann dabei helfen, keine Scheuklappen zu tragen, die eigenen Werte immer wieder neu zu justieren.

In diesem Zusammenhang sei erneut hingewiesen auf die in Kapitel 2 und Kapitel 11 genannten somatischen Folgeerkrankungen bei chronischer Stressbelastung mit Schlaf- und Bewegungsmangel. Das Risiko für Bluthochdruck, Übergewicht, Diabetes, Herzinfarkt und Schlaganfall steigt in beträchtlichem Ausmaß. Die körperliche und seelische Abwärtsspirale des Burn-out-Betroffenen, der diese Entwicklung zu spät bemerkt, erinnert an Edgar Allan Poes Erzählung „Das ovale Portrait" aus dem Jahre 1842: Ein Maler war Tage und Nächte an der Arbeit, seine schöne Ehefrau abzumalen. Des Bildes Zauber lag immer mehr in einer unheimlichen absoluten Lebensähnlichkeit. Der Maler war leidenschaftlich, strebsam und von strengem Ernste, wild geworden im Gluteifer um sein Werk, sodass er nicht sehen wollte, wie die Lebensgeister und die Gesundheit seiner jungen Frau dabei

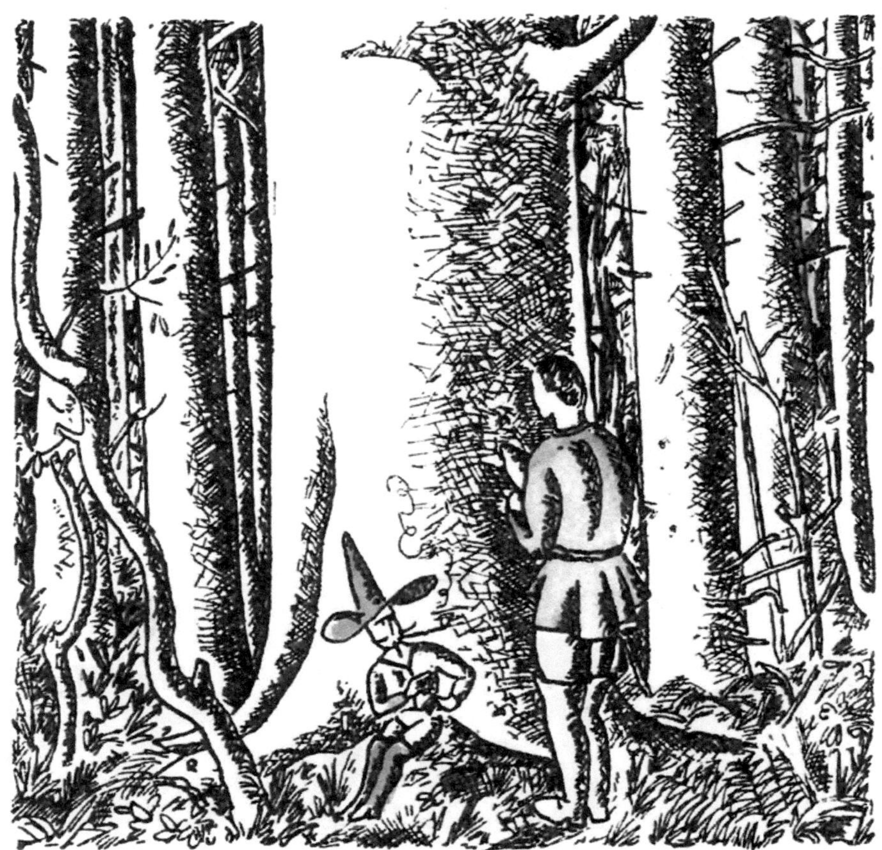

Abbildung 17-1: „Das kalte Herz", Wilhelm Hauff, 1827; Grafik Karl Rössing 1920, © Josef Brunner, Marchtrenk.

verwelkten. Noch ein allerletzter Pinselstrich getan, doch in diesem Moment war die Geliebte tot (vgl. Poe, 2016, S. 111–117).

Als reales zeitgenössisches Beispiel sei das Schicksal des bedeutenden schweizerisch-kanadischen Neurologen Pierre Gloor genannt: Er arbeitete zusätzlich zu seiner ärztlichen Tätigkeit an der McGill-Universität in Montreal jahrelang an seinem monumentalen, 800-seitigen Lebenswerk „The Temporal Lobe and Limbic System" (Gloor, 1997). Gerade bei dessen Vollendung erlitt er einen schweren Schlaganfall, von dem er sich nicht mehr erholen konnte. Seine letzten Lebensjahre verbrachte er als Patient dort, wo er Jahrzehnte seines Lebens als Neurologe gewirkt hatte. Welches Vorhaben ist es wert, dafür körperliche Gesundheit oder das Leben aufs Spiel zu setzen?

17.5 Die stressresistente Mentalität

Gibt es eine stressresistente Persönlichkeit oder Mentalität? Die Psychologin Suzanne Kobasa (1982) definierte drei Komponenten von Stressresistenz: Selbstverpflichtung (Commitment), Herausforderung (Challenge) und Kontrolle (Control). Wenn *Selbstverpflichtung* vorhanden ist, spüren wir einen tieferen Sinn, warum wir tun, was wir tun. Es gibt eine Vision, die Dinge nicht fremdbestimmt, sondern aus eigenem Antrieb, vielleicht sogar manchmal mit Leidenschaft zu tun. Es kann nützlich sein, sich diese Fragen zu stellen: Warum habe ich meinen Beruf gewählt? Welche Zufriedenheit geben mir meine Aktivitäten? Welche Frustrationen sind mit diesen Aktivitäten verbunden? Lebe ich ein Leben, das mit meinen Prioritäten und Werten übereinstimmt? Falls sich hier eine zu große Diskrepanz findet, besteht ein Risiko für Stressanfälligkeit (vgl. Brooks, 2004, S. 49–72).

Die zweite Komponente für Stressresistenz lautet *Herausforderung*. Stressresistente Menschen nehmen schwierige Situationen als Herausforderung wahr, aus denen sie lernen können, anstatt als Gelegenheiten, sich besiegt zu fühlen. Es kann hilfreich sein, eine schwierige Situation bewusst mit dem Begriff Herausforderung zu definieren, um eine optimistische, lösungsorientierte Sichtweise zu gewinnen (vgl. Brooks, 2004, S. 49–72). Stressvolle Lebensereignisse sind nicht automatisch mit negativen Langzeitfolgen verbunden! Manche Menschen zeigen eine beeindruckende Resilienz und behalten oder verbessern sogar ihre seelische Gesundheit und ihr Wohlbefinden nach stressigen Lebenssituationen. Um stressige Ereignisse zu bewältigen und positive Emotionen zu entwickeln, sollte in ihnen falls möglich ein tieferer Sinn gesehen werden, z. B. eine Chance für persönliches Wachstum – im Sinne einer positiven Neubewertung („*positive reappraisal*“; vgl. McRae, 2016). Durch die Hinterfragung der eigenen Gedanken hilft die kognitive Neubewertung dabei, die Ursachen des eigenen Leids in einem anderen Licht zu sehen. Trainiert man dies, wird dabei unmittelbar der präfrontale Kortex angesprochen und zu einer Hemmung der Amygdala-Tätigkeit angeregt – ein Muster, wie es für eine hohe Resilienz typisch ist (vgl. Davidson, 2012, S. 375). Bei Burn-out-Patienten findet sich oftmals eine aktuelle Situation mit Jobverlust, die verständlicherweise zu einem Verlust an Sicherheit und zu Ängsten führt. Die Patienten haben gar keine andere Wahl, als ihre Komfortzone zu verlassen und sich auf unbekanntes Territorium zu wagen. Dies gelingt umso besser, je eher die Situation als neue Chance gesehen werden kann. In der Tat ergibt sich aus so einer einschneidenden Veränderung wie einem Arbeitsplatzwechsel im Nachhinein gar nicht selten eine Verbesserung der Lebenssituation.

Die dritte Komponente für Stressresistenz lautet *Kontrolle*. Menschen sind weniger gestresst, wenn sie ihre Zeit und Energie für Situationen verwenden, über die sie etwas Kontrolle oder auf die sie Einfluss haben. Je stärker wir davon ausgehen, alles unter Kontrolle zu haben, desto zuversichtlicher sind wir, das gewünschte Ergebnis zu erreichen, und dieses Gefühl der Selbstwirksamkeit fördert das Wohlbefinden. Nur dann, wenn wir zumindest die wichtigsten Dinge wie Gesundheit, Beziehungen und finanzielle Sicherheit unter Kontrolle haben, sind wir fähig, Ungewissheit zu begrüßen.

An sich ist Kontrolle eine gute Sache, doch nur bis zu einem bestimmten Punkt. Ein allzu starkes Kontrollbedürfnis, etwa ständig danach zu trachten, alles noch besser zu machen und wie besessen Ergebnisse anzustreben, ist für das Glück nicht von Vorteil. Wenn jemand ein Ziel unbedingt erreichen will, z.B. einen bestimmten Job ergattern, und er das obsessiv verfolgt, opfert er andere Dinge, die ihn glücklich machen würden.

Das übermäßige Bedürfnis, andere kontrollieren zu wollen, schadet Beziehungen; denn es widerstrebt jedem Menschen, von anderen kontrolliert zu werden. Übermäßige Kontrollsucht ruft auch „Machtstress" hervor, d.h. die Tendenz, mit Ärger und Frustration zu reagieren, wenn andere sich nicht so verhalten, wie man es von ihnen erwartet. Übermäßige Kontrollsucht schadet dem Glück auch aufgrund der Qualität unserer Entscheidungen, denn wir treffen dann die besten Entscheidungen, wenn wir mit verschiedensten Meinungen und Informationen konfrontiert sind. Wenn wir andere zu stark kontrollieren, vertreiben wir genau die Menschen, die nicht mit uns übereinstimmen, und umgeben uns nur noch mit den „Ja-Sagern" (vgl. Brooks, 2004, S. 49–72; Raghunathan, 2016, S. 115–149).

17.5.1 Das Abenteuer des Lebens

Es ist verständlich, seine äußere Umgebung, die Ergebnisse und Ereignisse im eigenen Leben kontrollieren zu wollen. Doch das Leben ist unsicher und unfair. Eines der schönsten und tröstlichsten Statements zur Akzeptanz der Unkontrollierbarkeit äußerer Lebensumstände stammt (nicht zufällig) von dem schweizerischen Abenteurer, Flugpionier und Psychiater Bertrand Piccard: „Unfälle, Todesfälle, Scheidungen, Krankheiten, der endgültige Ruhestand oder Arbeitslosigkeit zwingen uns alle auf schmerzhafte Weise, unsere bisherige alltägliche Art des Denkens und Lebens zu verändern. All dies sind Ereignisse, die nicht rückgängig zu machen sind, unser einziger Handlungsspielraum besteht darin, mehr oder weniger gut mit ihnen umzugehen. Einerseits kann man sie als Abweichungen vom richtigen Leben betrachten, die es mit allen Mitteln zu vermeiden gilt. Man kann sie aber auch für unabwendbare Gelegenheiten halten, in sich nach neuen Seelenkräften zu forschen, um diese Schicksalsschläge durchstehen, ja, sie sogar für das eigene Selbst nutzbar machen zu können.

Unumkehrbare Lebensereignisse verursachen umso mehr Leiden, je mehr man sich gegen sie auflehnt, und umso mehr Ängste, je mehr man sich weigert, seinem Leben eine neue Richtung zu geben. Es ist manchmal beunruhigend, wenn man merkt, wie sehr wir durch unseren Wunsch, immer alles unter Kontrolle zu haben, dazu getrieben werden, in der von uns gewählten Richtung weiterzugehen, während der Wind des Lebens uns schon längst eine ganz andere vorschlägt. Der neue Weg lässt uns offener werden, sich zu ändern und sich selbst in Frage zu stellen. Zweifel, Krisen und Brüche sind normale Bestandteile eines großen Abenteuers: dem Abenteuer des Lebens“ (Piccard, 2003, S. 110, 159, 161, 241).

17.5.2 Interne Kontrolle durch einen gesunden Lebensstil

Das stärkste Potenzial zur Eindämmung des externen Kontrollbedürfnisses hat das Übernehmen interner Kontrolle durch einen gesunden Lebensstil. Dies beinhaltet drei Komponenten: (1) gesunde Ernährung, (2) Bewegung und (3) ausreichend Schlaf (mindestens sieben Stunden). Jede dieser Komponenten hat einen überaus positiven Effekt auf die körperliche und psychische Gesundheit. Mit einem gesunden Lebensstil erhalten wir außerdem das Gefühl, mehr Kontrolle über unser Leben zu haben. Was wiederum unser Bedürfnis nach externer Kontrolle eindämmt, da wir ja vor allem dann nach externer Kontrolle streben, wenn wir glauben, unser Leben zu wenig im Griff zu haben (vgl. Raghunathan, 2016, S. 115–149).

Es gibt ein weiteres C, welches hinsichtlich seiner Bedeutung für Stressresistenz sogar an erster Stelle steht und auch in diesem Buch die zentrale Rolle einnimmt: „Connection“, also die *Verbundenheit* mit anderen Menschen bzw. positive Beziehungen, die unser wichtigstes Grundbedürfnis sind. So sei das Zitat von Joachim Bauer nochmals wiederholt: „Soziale Unterstützung und zwischenmenschliche Beziehungen bleiben das ganze Leben hindurch der entscheidende Schutzfaktor gegenüber übersteigerten und potenziell gesundheitsgefährdenden Folgen der Stressreaktionen“ (Bauer, 2002, S. 70).

17.5.3 Aus Zitronen Limonade machen

In der Harvard-Grant-Langzeitstudie wurden die Wirkungsvariablen für positives Älterwerden bestimmt, indem einer Gruppe von Männern über einen Zeitraum von 70 Jahren – vom 20. bis zum 90. Lebensjahr – gefolgt wurde. Wie zu erwarten, ist für physische Gesundheit eine gesunde Lebensweise einschließlich Sport relevant. Die Anzahl gravierend negativer Lebensereignisse vor dem 65. Lebensjahr ist hingegen ohne Bedeutung für die Vorhersage der physischen und psychischen Gesundheit mit 75 Jahren.

Vielmehr entscheidend ist die Art, wie Hindernisse überwunden werden, wie mit Stress umgegangen wird. Niederlagen und Misserfolge gehören zum Leben, meistens auch Zeiten mit Leid, Verlust und Existenzkampf. Es gibt niemanden, der nicht irgendwann versagt; Verlieren ist in Ordnung. Es geht erstens darum, nach dem Scheitern wieder aufzustehen. Immer wieder aufzustehen, nicht aufzugeben („never quit!"), um den nächsten Sieg zu erringen, um Dinge zu vollbringen und Lebensziele zu erreichen. Und zweitens sind wir nur ohne Dauerstress glücklich und leistungsfähig. Daraus folgt, wir sollten den Weg frohen Mutes und mit Gelassenheit weitergehen, mit bewusster Gegenwärtigkeit im Hier und Jetzt und am besten zusammen mit Menschen, die uns unterstützen. Oder nach einer englischen Redensart: die Fähigkeit, aus Zitronen Limonade zu machen, anstatt Maulwurfshügel in Berge zu verwandeln (vgl. Vaillant, 2015).

Literatur

Bauer, J. (2002). *Das Gedächtnis des Körpers – Wie Beziehungen und Lebensstile unsere Gene steuern.* Frankfurt am Main: Eichborn.

Bischof, N. (2009). *Psychologie – Ein Grundkurs für Anspruchsvolle.* Stuttgart: Kohlhammer.

Bischof, N. (2012). *Moral – Ihre Natur, ihre Dynamik und ihr Schatten.* Wien: Böhlau. http://doi.org/10.7788/boehlau.9783412215439

Brooks, R. & Goldstein, S. (2004). *The power of resilience – achieving balance, confidence, and personal strength in your life.* New York: Contemporary Books McGraw-Hill.

Davidson, R. & Begley, S. (2012). *Warum wir fühlen, wie wir fühlen: Wie die Gehirnstruktur unsere Emotionen bestimmt – und wie wir darauf Einfluss nehmen können.* München: Arkana.

Dolan, P. (2015). *Absichtlich glücklich – Wie unser Tun das Fühlen verändert.* München: Pattloch.

Duckworth, A. (2016). *Grit – The power of passion and perseverance.* New York: Scribner-Simon & Schuster.

Gloor, P. (1997). *The Temporal Lobe and Limbic System.* New York: Oxford University Press.

Hauff, W. (1920). *Das kalte Herz.* Berlin: Hyperion.

Hauff, W. (1995). *Das kalte Herz.* Frankfurt am Main: Insel.

Kahneman, D. (2012). *Schnelles Denken, langsames Denken.* München: Siedler.

Kobasa, S.C. (1982). The Hardy Personality: Toward a Social Psychology of Stress and Health. In G.S. Sanders & J. Suls (Eds.), *Social Psychology of Health and Illness* (pp. 3–28). Hillsdale NJ: Lawrence Erlbaum.

McRae, K. & Mauss, I.B. (2016). Increasing Positive Emotion in Negative Contexts: Emotional Consequences, Neural Correlates, and Implications for Resilience. In J.D. Greene, I. Morrison & M.E.P. Seligman (Eds.), *Positive Neuroscience* (pp. 159–174). New York: Oxford University Press.

Oelz, O. (2011). *Orte, die ich lebte, bevor ich starb*. Zürich: AS Verlag.

Piccard, B. (2003). *Spuren am Himmel – Mein Lebenstraum*. München: Malik Piper.

Poe, E.A. (2016). *Unheimliche Geschichten*. Berlin: Jacoby & Stuart.

Raghunathan, R. (2016). *If you're so smart, why aren't you happy?* New York: Portfolio/Penguin.

Seligman, M. (2011). *Flourish – a visionary new understanding of happiness and well-being*. New York: Free Press.

Thivissen, P. (2018). Bleib dran! *Spektrum der Wissenschaft Gehirn & Geist, 6*, 12–18.

Vaillant, G.E. (2015). Positive aging. In S. Joseph (Ed.), *Positive psychology in practice – promoting human flourishing in work, health, education, and everyday life* (pp. 595–611). Hoboken NJ: Wiley.

Yalom, I.D. (2010). *Existenzielle Psychotherapie*. Bergisch Gladbach: Edition Humanistische Psychologie Kohlhage.

Schlussfolgerungen

1. Positive Psychotherapie ist bei der Burn-out-Behandlung die Therapie erster Wahl zur Modifizierung des Lebensstils bzw. Neuorientierung hinsichtlich existenzieller Sinnfindung, Werten, Tugenden und gelingender Lebensführung – basierend auf der Berücksichtigung menschlicher Grundbedürfnisse und der Kenntnis individueller Charakterstärken. Die Richtung der heilsamen Veränderung geht beim Burn-out vom Exzess zurück zur Balance.

2. Positive Psychotherapie sollte bei der Burn-out-Behandlung in einem antidepressiven Gesamtkonzept mit Achtsamkeitsmeditation, Körperpsychotherapie, Bewegungstherapie, Naturerfahrung sowie mit problemorientierter Psychotherapie und Psychopharmakotherapie kombiniert werden.

3. Positive Psychotherapie wirkt in erster Linie auf die emotional bedeutsamen, kortikalen Hirnregionen, u.a. weil Hoffnung, Dankbarkeit und Vergebung als komplexe Emotionen in der oberen limbischen Ebene verankert sind. Außerdem wird mit der Entwicklung positiver Emotionen gezielt der depressiven Dysregulation entgegengewirkt durch Aktivierung der linken Hemisphäre. Um die hemisphärische Dysbalance der Depression ins Lot zu bringen, ergänzen sich Positive Psychotherapie und problemorientierte Psychotherapie auf ideale Weise und sollten für eine effiziente Therapie gemeinsam angewendet werden.

4. Körperpsychotherapien und körperliche Bewegung unterstützen Selbsterleben und Gefühlswahrnehmung und wirken direkt antidepressiv und stressreduzierend. Der Anblick der Natur aktiviert Selbstheilungskräfte und führt durch Aktivierung des Parasympathikus zu einer Stressreduktion.

5. Achtsamkeitsmeditation, Flow und Tagträumen sind spezifische kognitive Prozesse, die bewusst zur Stressreduktion eingesetzt werden können. Achtsamkeitsmeditation wirkt durch einen Shift der Hirnaktivität zur linken Hemisphäre sowie psychovegetativ direkt antidepressiv und stressreduzierend. Auch die Beachtung von Tag-Nacht-Rhythmus, Wochenrhythmus und Jahresrhythmus ist essenziell zur Stressprophylaxe.

6. Lebenssinn setzt das Verstehen der eigenen Identität und der eigenen Stärken voraus. Darauf aufbauend können individuelle Lebensziele gefunden werden, die eventuell zu revidieren sind. Dabei reicht es aus, die Richtung zu erkennen.

7. Das Bindungsbedürfnis spielt eine Schlüsselrolle für die Entstehung von Stress und Depression. Nach der Geburt besteht bei einem Mangel an liebevoller Zuwendung eine hohe Vulnerabilität für bleibende Stressanfälligkeit. Positive Beziehungen sind in jedem Lebensalter das wichtigste Grundbedürfnis und der wichtigste Schutzfaktor vor seelischer und körperlicher Erschöpfung.

Nachwort

Dieser Text entstand größtenteils im Sommer 2018 in der kontemplativen Ruhe eines kleinen Dorfes in den schweizerischen Alpen, mit Blick vom Schreibtisch auf einen türkisblauen Bergsee. Den Abschnitt über die Well-Being-Therapie diskutierte ich mit Giovanni Fava in Stresa am Lago Maggiore. Mit wenig Stressfaktoren und in der Kombination von Kultur und Natur scheint Wohlbefinden besonders gut zu gedeihen. Die Beschäftigung mit den theoretischen Grundlagen der Positiven Psychotherapie vermittelte hinsichtlich des PERMA-Konzeptes vieles: Sinn, Ziel, Flow, etliche Gespräche mit Familie, Kollegen und Patienten. Und in seltenen Momenten sogar ehrfürchtige Ergriffenheit, in den gesichteten Schriften so etwas wie Lebensweisheit zu finden.

Aber was wäre, wenn ich am Laptop-Bildschirm vorbei nur noch auf den türkisblauen Bergsee vor dem Fenster schauen würde oder sogar in seine kühlen Fluten eintauchte? Einfach den Laptop herunterfahren, das Burn-out-Risiko auf null herunterfahren. Nur noch da sein und meditieren, nur den eigenen Atem, den eigenen Körper spüren, nur Sein im Hier und Jetzt. Einfach geborgen sein in dieser Naturlandschaft, die tatsächlich ein Wunder ist. Was wäre, wenn ich damit einfach glücklich wäre? Keinem Ziel nachrennen, nichts zu etwas Größerem beitragen. Das Glück in mir finden, einen inneren Frieden spüren. Wäre das nicht eine Art höheres Glück? Die Positive Psychologie gibt uns eine Antwort: Am stärksten ist das engagierte Leben mit Lebenszufriedenheit verbunden, und zwar nahezu weltweit. Und dennoch braucht es solche Momente der Stille, damit im Ruhezustandsnetzwerk Selbstreflexion, Mitgefühl und kreatives Denken entstehen können. Und damit kein Burn-out entsteht. Auszeiten sind allerdings lediglich dann schön, wenn sie irgendwann einmal wieder aufhören. Wir brauchen diesen Rhythmus zwischen Tun und Nichtstun.

Solch ein Dolcefarniente wird, wie ich vermute, als Dauerzustand ohnehin eines Tages kommen; als gute Vorbereitung auf das Jenseits, wenn alles Irdische loszulassen ist. Wenn ich dann hochbetagt bin und das Denken langsamer sein wird. Wenn das Tagespensum nur noch darin bestehen wird, die Tabakspfeife im Mundwinkel festzuhalten und dem Laufe der Jahreszeiten zuzuschauen. Lebenssinn entsteht nicht immer nach dem gleichen Rezept, er wandelt sich im Laufe des Lebens abhängig vom Alter: im jungen und mittleren Erwachsenenalter aus den eigenen Stärken etwas machen, mit Tatendrang und der Freude am Tun; und später, je mehr die eigenen Schäfchen im Trockenen sind, für die nächsten Generationen, für Kinder und Großkinder sorgen. Dieser ewige Kreislauf des Lebens, vielleicht braucht es gar nicht mehr Sinn.

Kinder sind übrigens ebenfalls glücklich, ohne bewusst zu etwas Größerem beizutragen. Sie sind unsere Vorbilder für das Sein im Hier und Jetzt, für die emotionale Hingabe an den gegenwärtigen Augenblick, aufgrund ihres unreifen Frontalhirns können sie gar nicht anders. Und ob jung oder alt, wir sollten nicht alleine sein. Vermutlich ist dies die einzige Konstante im Leben, von der Geburt bis zum Ende: Liebe ist pures Glück.

Give us a stretch of sand and we will stand
and stare, endlessly
at the ebb and flow as though
some meaning will shortly be released.
Aus dem irischen Gedicht „Clogher Strand“ von Camilla Dinkel.

Anhang

Klassifikation der Charakterstärken – Values in Action (VIA)

Tabelle A-1: Klassifikation der Charakterstärken – Values in Action (VIA) (aus: Peterson, C. & Seligman, M. (2004). *Character strengths and virtues* (S. 29–30). New York: Oxford University Press. © Oxford University Press 2019. Reproduced with permission of the Licensor through PLSclear. Übers. des Autors)

1. Weisheit und Wissen – kognitive Stärken, die den Erwerb und Gebrauch von Wissen beinhalten	
Kreativität (Originalität, Erfindungsgabe)	Neue und ergiebige Wege finden, Dinge zu entwerfen und zu tun; beinhaltet künstlerische Leistungen, aber auch andere
Neugier (Interesse, Neues suchend, Offenheit für Erfahrung)	Ein Interesse an fortlaufender Erfahrung um ihrer selbst willen; Themen und Inhalte spannend finden; erforschen und entdecken
Urteilsvermögen (Aufgeschlossenheit, kritisches Denken)	Dinge durchdenken und von allen Seiten betrachten; keine voreiligen Schlussfolgerungen; fähig sein, seine Meinung angesichts von Beweisen zu ändern; alle Gesichtspunkte gerecht abwägen
Liebe zum Lernen	Neue Fähigkeiten und Themen erlernen und Wissen aneignen, autodidaktisch oder mit einem Lehrer; offensichtlich verwandt mit der Ausprägung an Neugier, aber darüber hinausgehend, um die Neigung zu beschreiben, bestehendes Wissen systematisch zu ergänzen
Weisheit (Weitsicht)	In der Lage sein, anderen klugen Rat zu geben; die Welt auf eine Weise sehen, die für einen selbst und andere Sinn macht
2. Mut – emotionale Stärken, die mittels der Ausübung von Willensleistung internale und externale Barrieren zur Erreichung von Zielen überwinden	
Tapferkeit (Heldenmut)	Nicht zurückweichen vor Bedrohung, Herausforderungen, Schwierigkeiten oder Schmerz; sich für eine gerechte Sache einsetzen, auch bei Widerstand; aus Überzeugungen heraus handeln, auch wenn sie unpopulär sind; beinhaltet körperliche Tapferkeit, aber nicht auf diese begrenzt
Ausdauer (Beharrlichkeit, Fleiß)	Vollenden, was begonnen wurde; hartnäckig auf Kurs bleiben trotz Hindernissen; Projekte fertigstellen; Freude daran, Aufgaben zu erledigen
Authentizität (Integrität, Ehrlichkeit)	Die Wahrheit sagen, jedoch allgemeiner im Sinne von sich natürlich geben und aufrichtig handeln; ohne etwas vorzutäuschen; Verantwortung übernehmen für eigenes Befinden und Handeln
Enthusiasmus (Vitalität Tatendrang, Elan, Energie)	Der Welt mit Begeisterung und Energie begegnen; Dinge nicht halbwegs oder halbherzig tun; das Leben als ein Abenteuer leben; sich lebendig und aktiv fühlen
3. Menschlichkeit – interpersonale Stärken, die es mit sich bringen, anderen zu helfen und für sie zu sorgen	
Bindungsfähigkeit	Vertraute Beziehungen mit anderen wertschätzen; insbesondere solche, bei denen lieben und geliebt werden wechselseitig geschieht; emotionale Nähe zu anderen
Freundlichkeit (Großzügigkeit, Zuwendung, Fürsorge, Mitgefühl, uneigennützige Liebe, „Nettheit")	Gefallen tun und gute Taten vollbringen für andere; ihnen helfen; für sie sorgen

Soziale Intelligenz (emotionale Intelligenz, personenbezogene Intelligenz)	Sich der Motive und Gefühle von sich selbst und anderen bewusst sein; sich unterschiedlichen sozialen Situationen anpassen können; verstehen, was andere Menschen bewegt
4. Gerechtigkeit – Stärken von Bürgern, die einem gesunden Gemeinwesen zugrunde liegen	
Teamwork (Bürgerbewusstheit, soziale Verantwortung, Loyalität)	Als Mitglied einer Gruppe oder eines Teams gut arbeiten; der Gruppe gegenüber loyal sein; seinen Beitrag leisten
Fairness	Alle Menschen gemäß dem Prinzip von Fairness und Gerechtigkeit gleich behandeln; Entscheidungen über andere ohne Voreingenommenheit aufgrund persönlicher Gefühle; jedem eine faire Chance geben
Führungsvermögen	Eine Gruppe, zu der man zugehörig ist, ermutigen, Dinge zu erledigen und zugleich einen guten Zusammenhalt innerhalb der Gruppe fördern; Gruppenaktivitäten organisieren und ermöglichen
5. Mäßigung – Stärken, die Exzessen entgegenwirken	
Vergebungsbereitschaft (Gnade)	Denen vergeben, die Unrecht getan haben; die Unzulänglichkeiten anderer akzeptieren; anderen eine zweite Chance geben; nicht rachsüchtig sein
Bescheidenheit (Demut)	Das Erreichte für sich sprechen lassen; nicht das Rampenlicht begehren; sich selbst nicht übermäßig als etwas Besonderes betrachten
Vorsicht	Vorsichtig sein bei eigenen Entscheidungen; keine unangemessenen Risiken eingehen; nicht Dinge sagen oder tun, die später bereut werden könnten
Selbstregulation (Selbstkontrolle)	Regulieren, was man fühlt und tut; diszipliniert sein; die eigenen Begierden und Emotionen kontrollieren
6. Transzendenz – Stärken, die uns dem Unsichtbaren näherbringen und Sinn stiften	
Sinn für das Schöne (Ehrfurcht, Bewunderung, Erhabenheit)	Schönheit, Exzellenz und/oder hochstehende Fertigkeiten in verschiedensten Lebensbereichen wahrnehmen und zu würdigen wissen, von Natur, Kunst, Mathematik und Wissenschaft bis zu alltäglichen Erfahrungen
Dankbarkeit	Sich der guten Dinge, die geschehen, bewusst und für sie dankbar sein; sich Zeit nehmen, Dankbarkeit zu zeigen
Hoffnung (Optimismus, Zukunftsdenken, Zukunftsorientiertheit)	Das Beste von der Zukunft erwarten und daran arbeiten, es zu erreichen; daran glauben, dass eine gute Zukunft herbeigeführt werden kann
Humor (Verspieltheit)	Gerne lachen und necken; andere zum Lachen bringen; unbeschwert sein; Späße machen (nicht unbedingt erzählen)
Spiritualität	Kohärente Überzeugungen über einen tieferen Sinn des Lebens haben; sich im Lauf des Schicksals am passenden Platz fühlen; Überzeugungen über den Sinn des Lebens besitzen, die Halt geben und Trost spenden

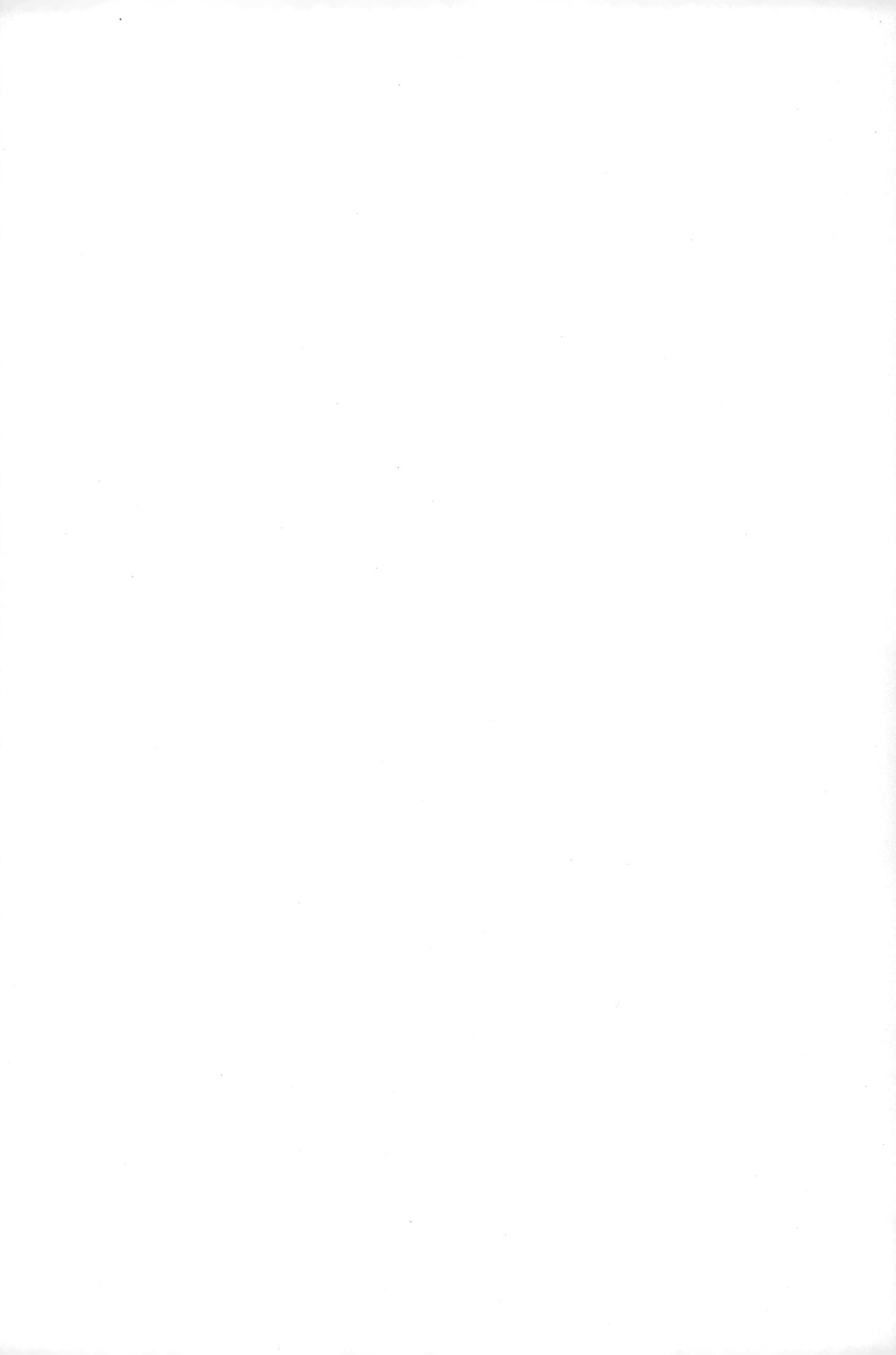

Die „Drei gute Dinge"-Übung

(aus: Seligman, M. [2012]. *Flourish – Wie Menschen aufblühen* (S. 57–58). München: Kösel.)

Nehmen Sie sich in den folgenden Wochen jeden Abend, bevor Sie ins Bett gehen, zehn Minuten Zeit für diese Übung. Schreiben Sie drei Dinge auf, die heute gut gelaufen sind und warum sie gut gelaufen sind. Sie können ein Tagebuch oder Ihren Computer dazu verwenden, diese Ereignisse festzuhalten, aber es ist wichtig, dass sie eine greifbare Aufzeichnung besitzen. Die drei Dinge müssen nicht weltbewegend wichtig sein („Mein Mann hat heute auf dem Heimweg mein Lieblingseis zum Nachtisch besorgt"), aber sie können das natürlich auch sein („Meine Schwester hat heute einen gesunden Jungen zur Welt gebracht"). Beantworten Sie nach der Benennung des positiven Ereignisses auch die Frage: „Warum ist es dazu gekommen?" Wenn Sie zum Beispiel geschrieben haben, dass Ihr Mann Eiscreme besorgt hat, dann notieren Sie: „Weil mein Mann manchmal sehr aufmerksam ist" oder „Weil ich daran gedacht habe, ihn anzurufen und ihn daran zu erinnern, in den Supermarkt zu gehen". Oder wenn Sie geschrieben haben: „Meine Schwester hat gerade einen gesunden Jungen zur Welt gebracht", dann könnten Sie als Grund angeben: „Weil der liebe Gott es gut mit ihr meint" oder „Weil sie während der Schwangerschaft alles richtig gemacht hat".

Darüber zu schreiben, warum die positiven Ereignisse in Ihrem Leben geschehen sind, mag sich zuerst seltsam anfühlen, aber bleiben Sie eine Woche lang dabei. Es wird immer leichter werden. Es ist wahrscheinlich, dass Sie nach etwa sechs Monaten geradezu süchtig nach dieser Übung sind und weniger deprimiert und glücklicher sein werden.

Über den Autor

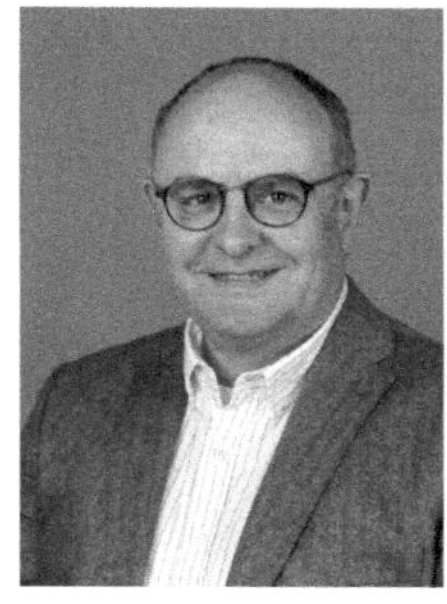

Dr. med. Thomas Russmann ist Facharzt für Psychiatrie und Psychotherapie FMH. Er studierte an den Universitäten Freiburg i.Br. und LMU München Medizin, Promotion an der Universität Freiburg i.Br. Es folgte ein Auslandsstipendium der Deutschen Forschungsgemeinschaft mit Postdoc-Aufenthalt am NIMH Center for the Study of Emotion and Attention der University of Florida in Gainesville. Assistenzarztzeit in Chur, Davos und St. Moritz, einschließlich Konsiliardienst im Bergell und im Val Müstair. Postgraduale Studien Ärztliche Psychotherapie und Positive Psychologie an der Universität Zürich. Als Oberarzt viele Jahre an verschiedenen Schweizer Spezialkliniken zur Burn-out-Behandlung (Meiringen, Brunnen, Susch). Seit 2018 tätig am Departement Psychiatrie des kantonalen Spitalzentrums Oberwallis in Brig.

Sachwortverzeichnis

A

B

F

G

H

Q

R

S

T

U

V

W

Y

Z